JN234942

エビデンス身体診察

これさえ押さえれば大丈夫

エビデンス身体診察

研修医必携

監修／伴 信太郎（名古屋大学大学院医学系研究科総合診療医学教授）
著／宮崎 景（名古屋大学大学院医学系研究科総合診療医学）

文光堂

監修のことば
身体診察法 ― Essential MinimumへのEBアプローチ―

　本書は「臨床研修プラクティス」誌に連載された『診療の達人になる』シリーズの身体診察編の集大成というべき書物です．著者の宮崎景先生はEBM（Evidence-based Medicine）の達人で，私がその基本を提案した『基本的身体診察法』[1]をEvidence-basedに体系付けて本書が生まれました．

■ 臨床能力とは

　医師たるものは誰でも，'診療の達人'になりたいと思っているでしょう．そのためにはどのように臨床能力を磨けばよいのでしょうか？

　臨床能力をとらえるのに，私は図に示した"臨床能力マトリックス"という枠組みを使っています．この分類は，通常医学教育の目標分類で使われる認知領域（知識），精神運動領域（技能），情意領域（態度）という3領域分類に加えて，臨床医は，まず患者が持っている健康問題について情報収集する必要があるので，'情報収集能力'を臨床能力の一つの側面として独立させています（これは3領域分類では主として精神運動領域に属します）．さらには，収集した情報を自分の持っている知識とつき合わせて総合的に判断するというプロセスが必要となってくるので，'総合的判断力'というものを臨床能力のもう一つの側面として独立させています（これは3領域分類では主として認知領域に属します）．このように臨床能力を5つの領域に分け，さらにそれに3つずつの亜分類を加えるという考え方です．

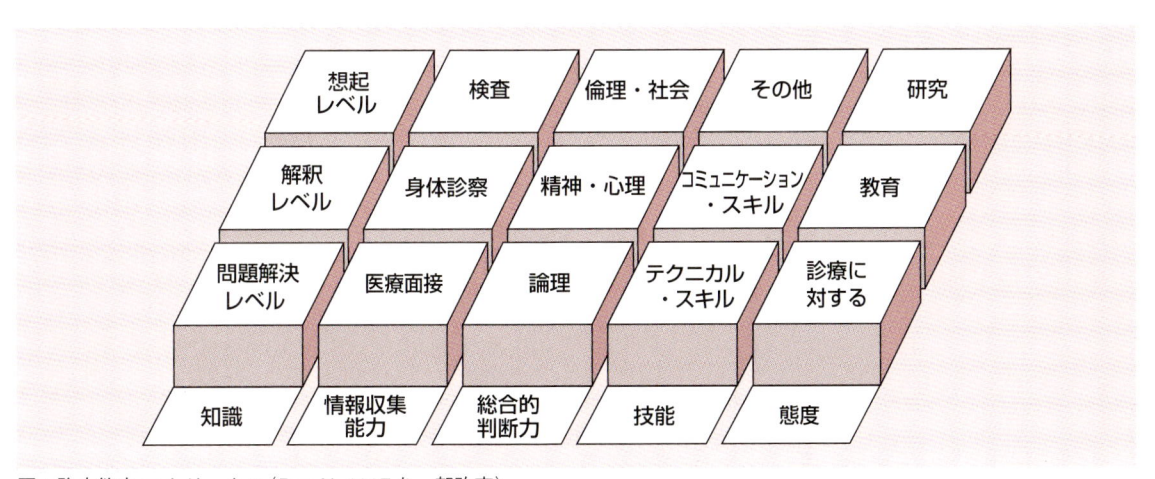

図：臨床能力 マトリックス（Ban N, 1997を一部改変）

身体診察法を学ぶ意義

　臨床能力はこのように多面的にとらえるべきですが，医療面接法とともにその基本をなすのが身体診察法です．画像診断など諸種の検査が発達した今日，身体診察の意義が減じていると考えている人は，医療面接法に比してずっと多いようです．検査が発達して，患者の病態に関する情報は身体診察法に比べて遥かに詳しいものが得られるようになったのは確かです．しかし，そこには落とし穴があります．それは，これらの検査に頼ると医師の足はベッドサイドから遠ざからずを得ないということです．電子カルテはその傾向を一層加速させるでしょう．一方，診察をしようとすると，ベッドサイドに足を運び，患者を診て，触れて，患者と話をしなければなりません．そのようなコミュニケーションは，身体診察法がもたらす重要な副産物です．

　次に，画像診断の発達は，それまで死亡した患者の解剖時か外科手術の際にしかわからなかった身体診察情報の検証を，生きたままに行うことを可能ならしめました．これにより数多い診察法の操作特性を検証・整理することが可能になりました．

　さらには，画像診断や血液・生化学検査ではわからず，診察をしてはじめてわかる情報も少なくありません．例えば，患者の表情，外から見える色調の変化（皮膚，爪，眼球結膜など），臭い，局所の発赤・熱感・圧痛，聴診で聴こえる音，等々．

　Essential Minimum と Evidence で織り成される本書は，体系的に身体診察法を学びたい人たちに必ず役立つであろうと確信しています．

2007年2月

名古屋大学医学部附属病院総合診療部
伴信太郎

◆◆◆ 参考文献 ◆◆◆

1) 伴信太郎：基本的身体診察法の教育に関する研究―重要性，目標，方略，評価―．川崎医学会誌 24：231-242, 1998

序 文

　身体診察は面倒だと感じていませんか？
　「指導医にもうるさく言われるし，何となく大事なのかなと感じていても，カルテの膨大な身体診察の項目を埋める作業にはうんざり．だいたい指導医もほとんど診察していないじゃないか．未記入のままのカルテを見ると，何となく罪悪感を覚えるけれど，そもそも目の前の患者にどんな診察をしたらよいかよくわからないし…．検査をすればどうせ診断がつくから…今回は胸の音だけ聴いておこう…」
　こんなおもいをしたことはありませんか？そんなあなたのストレスを，少しでも軽減しようと本書は誕生しました．
　まず本書では，「基本的身体診察法」をとりあげます．これは専門によらず医師として最低限身につけておくべき身体診察法です．伴らはこの項目を必要最小限に絞り込むため，JAMAのRational Clinical Examinationに代表される感度，特異度などの身体診察の操作特性に関する優れた研究を参考にし，evidenceのない診察法に関しては各方面からの意見を参考に議論を重ね，ある程度のコンセンサスを得て発表しました[1〜3]．卒前教育での診察項目のガイドラインが最近示されましたが[4]，本書で述べる項目はそれに比して項目数を絞り込んであります．『**実践にとって大切なことは，その対象を網羅することではなく，必要最小限のものをしっかりと身につけることである**』と考えるからです．
　本書ではさらに，各章の冒頭で「基本的身体診察法」を項目別のチェックリスト"Essential Minimum"として掲載し，本文でどのような臨床の場面で有用であるか，詳しい解説をつけるという形式になっています．特にそれぞれの診察の感度，特異度，尤度比などのevidenceを可能な限り検索し，引用文献に挙げてあります．
　"Essential Minimum"は，別売のビデオと照らし合わせていただくと学習の流れが効果的につかめると思います[2]．
　なお，それぞれの診察法の有用性についてわかりやすいように陽性尤度比10以上（陰性尤度比0.1以下）のときは「〜である（ない）ことを強く示唆する（示す）」と表現し，陽性尤度比5前後（陰性尤度比0.2前後）のときは「〜である（ない）ことを示唆する（示す）」，陽性尤度比2.5前後（陰性尤度比0.4前後）のときは「〜である（ない）ことを弱く示唆する（示す）」と表現してあります．
　身体診察の研究は，サンプル数が小さい，デザインが古い，妥当性（とくに内的妥当性）が低い，などの問題を抱えていることが多いことは否めません．しかし，身体診察の有用性に対する一定のイメージを持っていただくために，本書ではあえて尤度比などをそのままに示しています．余裕のある方は，ぜひ引用文献にもあたってみてください．

名古屋大学医学部附属病院総合診療部
宮崎　景

◆◆◆ 参考文献 ◆◆◆

1) 伴信太郎：川崎医会誌24：231-242，1998
2) 伴信太郎監修：基本的身体診察法（全5巻），メディカル情報センター，1999
3) 北村和也，伴信太郎：診断と治療88：10-15，2000
4) 共用試験実施機構運営委員会・OSCE委員会　医科OSCE分科会：診療参加型臨床実習に参加する学生に必要とされる技能と態度に関する学習・評価項目（改正案），2002

目 次

1. 身体診察法概論　　1
Ⅰ. 診察に際してのマナー　　1
Ⅱ. 基本技能　　2
1. 打診　　2
2. 聴診　　2
3. 触診　　3

2. 全身状態とバイタルサイン　　5
Ⅰ. 全身状態　　6
Ⅱ. バイタルサイン　　7
1. 脈拍（心拍）　　7
2. 呼吸　　8
3. 血圧（上肢）　　9
   1) マンシェットの選択　　9
   2) 血圧測定の基準　　9
   3) 低血圧時の評価　　10
   4) 脈圧　　10
   5) 奇脈　　10
4. 血圧（下肢）　　11
5. 体温　　11

3. 頭頸部の診察　　13
Ⅰ. 頭部　　14
1. 頭　　14
2. 眼　　14
3. 耳　　14
   1) 視診　　14
   2) 耳介の牽引痛　　15
   3) 聴力の推定　　15
   4) 耳鏡で診察　　15
4. 鼻　　16
5. 口腔および咽頭　　16
Ⅱ. 頸部　　18
1. 頸部リンパ節　　18
2. 甲状腺　　19
   1) 視診　　19

ix

2）触診	20
3）診察の意義	20
3．頸動脈	21

4．心臓の診察　23

Ⅰ．仰臥位　23
- a．視診　23
- b．触診　25
- c．聴診　25

Ⅱ．左側臥位45度　27
- 視診，触診，聴診　27

Ⅲ．心雑音　28

5．胸部の診察　31

座位［前向き］　31
1．前胸部　31
- a．視診　31
- b．打診　32
- c．聴診　33

座位［後向き］　35
2．背部　35
- a．視診，聴診，打診　35
- b．叩打痛　35

6．乳房の診察　39

座位4姿勢　39
- 視診　39

仰臥位　40
- 触診　40

座位　42
- 触診　42

7．腹部・直腸の診察　45

仰臥位　46
1．視診　47
2．聴診　47
3．打診　48
4．触診　49
5．特殊な診察　51

直腸の診察　53

8. 神経の診察　55
- 1. 脳神経のスクリーニング　56
- 2. 運動機能のスクリーニング（上肢）　62
- 3. 小脳機能と深部知覚のスクリーニング　63
- 4. 髄膜刺激症状　63
- 5. 運動機能のスクリーニング（下肢）　64
- 6. 感覚機能のスクリーニング　64
- 7. 深部腱反射　64
- 8. 四肢の痙直と硬直（強剛）　66
- 9. 高次脳機能検査　67

9. 上肢の診察　69
- 1. 上肢前方90度挙上　69
- 2. 関節（肩・肘・手）　69
- 3. リンパ節　70

10. 下肢の診察　71
- 1. 浮腫　71
- 2. 動脈の触診　71
- 3. 関節　72
- 4. リンパ節　72

索　引　73

1 身体診察法概論

Ⅰ. 診察に際してのマナー

　身体診察に際しては，マナーを心得ておくことが大切です．マナーが不十分であると医師-患者間の信頼関係の構築や，治療的な意義なども達成不可能になってしまうので，十分に心しておく必要があります．マナーとして心得ておくべきことを表1にあげておきました[1]．

表1　診察に関するマナー

プライバシーへの配慮
- 患者のプライバシーおよび羞恥心に配慮する

身だしなみ
- ユニフォーム（白衣）は洗濯済みで，清潔である
- ユニフォーム（白衣）のボタンをきちんととめ，名札をつけて着用している
- ユニフォーム（白衣）のポケットの中のものに配慮する（診察中に落ちたり，飛び出したりしないように注意する）
- 聴診器の扱いに配慮できる（患者に不快感を与えない，だらしなくしない）
- 華美な服装（化粧・アクセサリーなど）でない
- 全体の印象で不快感がない
- 全体の印象で清潔感がある
- 髪型頭髪が多くの患者にとって抵抗感がない
- ヒゲは手入れされている
- 不快な口臭・体臭がない
- 爪はきちんと切ってある
- マニキュアはしていないか，あるいは派手でない（淡色で目立たない）
- 履物は動きやすく清潔感があり，足にフィットしている
- 履物の音が大きすぎない
- 診察前に手を清潔にする

言葉遣い
- 患者に適した声の大きさである（高齢者にも聞こえる／小児が驚くことがない）
- 患者がわかりやすい速さで話す
- 患者への敬意が感じられる言葉遣い（適切な敬語）である
- 患者を気遣う言葉を使う

診察の開始と終了
- 挨拶，自己紹介，患者確認をする
- 診察をする旨を告げ，了承を得る
- 診察の種類に合わせて適切に声をかける
- 診察終了後に挨拶をする
- 診察終了後，次のステップ（どこで待っていただくなど）の説明をする

Ⅱ．基本技能

次に診察に必要な基本技能を簡単に解説します．

1．打診

手技	体壁に置いた第3指のDIP関節を利き手の第3指の末節部の先端で叩く

打診をする前には手を必ず温めることが必要です．手技的なポイントは以下の4点です．
① 体壁に置く指は体壁に密着させる．
② 体壁上の指に対して叩く指は直角に当てる．
③ 叩く指は主関節（手首）を柔らかく動かして上下させる．
④ 叩く指は叩いた後直ちに離す（図1）．

打診で得られる情報は音を聴くことと，指で感じることです．太鼓のバチで太鼓を叩いたときと，机を叩いたときとの違いはその音色だけではありません．手に伝わる響きを感じることが，どんなものを叩いたかという識別に大きな役割を果たします．また②を適切に実施するには，爪を短く切っておくことが必須です．

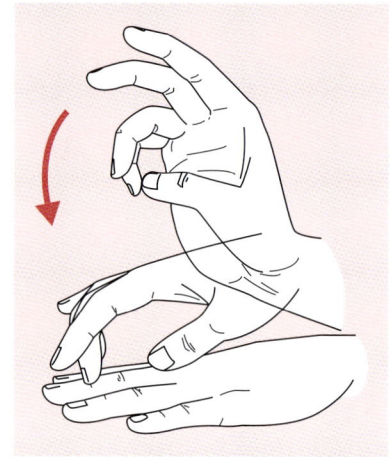

図1：打診

●打診の音●

打診の音の種類は以下の4つに分けておくとよいでしょう．
① **絶対的濁音** flat　　大腿を打診したときに聴かれる音
② **濁音** dull　　肝臓を打診したときに聴かれる音
③ **清音** resonant　　肺野を打診したときに聴かれる音
④ **鼓音** tympanitic　　胃や腸などの空気が入っているところを打診したときに聴かれる音

2．聴診

手技	① 膜型は，採音部をしっかり握って皮膚に対して強く圧迫する ② ベル型は，採音部を直接持たずに首の部分を持って「密着すれども圧迫せず」の要領で体壁に当てる

学生や研修医が初めからあまり高価な聴診器を買い求める必要はなく，きちんと膜型とベル型の機能を発揮できるものであれば結構です．また前方に角度が向くように外耳道に沿ってイヤーピースを耳に入れますが，外耳道の大きさや形にはかなり個人差があり，イヤーピースが自分の耳と合っていないときには，違うものに換える必要があります．これはあまり強調されませんが，聴診をするにあたってかなり重要なポイントです．

目的により膜型とベル型を使い分けます．膜型は高音域の聴診に適しますが，膜型の機能を最大限に発揮させるためには，採音部をしっかり握って体表面でこすれないように皮膚に対して強く圧迫することが大切です．ベル型は低音域の聴診に適しますが，採音部を直接持たずに首の部分を持って「密着すれども圧迫せず」の要領で，できるだけ軽く，しかし皮膚との間に空間ができないようにぴったりと体壁に当てるのがコツです．

3. 触診

| 手技 | 診察の目的により，使用する手の部位を変える |

　心尖拍動を感じるためなら指尖を，心臓の雑音のthrillを感じるためなら手掌を，体温を感じるためなら手背を使用します．その他の目的では指腹全体を使います（図2）．

■ 心尖拍動　■ thrill　■ 皮膚温

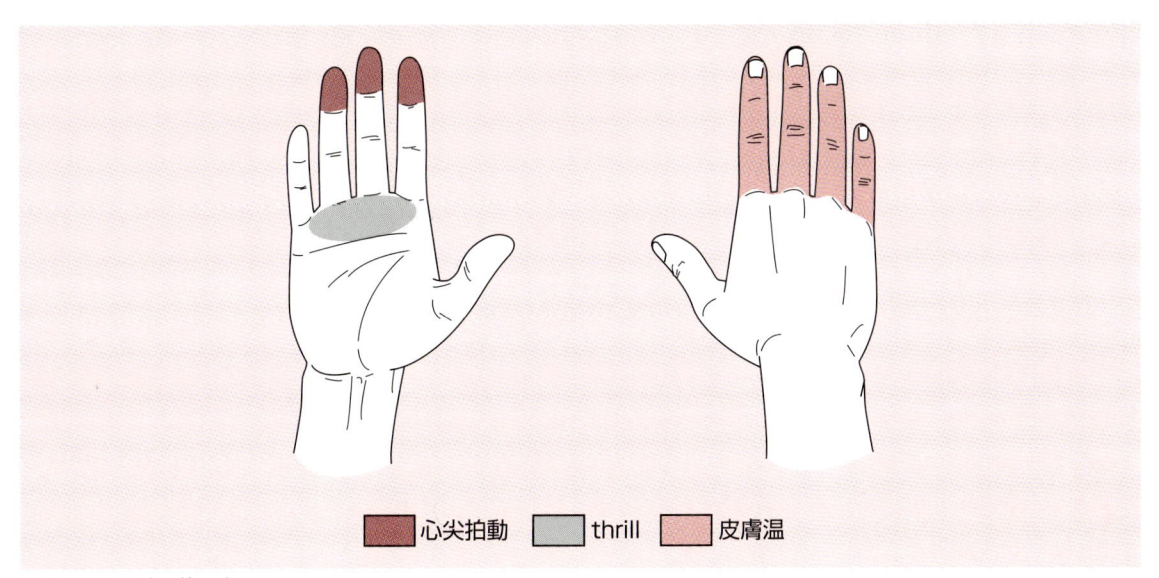

図2：触診，手の使い方

◆◆◆ 引用文献 ◆◆◆

1) 共用試験実施機構運営委員会・OSCE委員会　医科OSCE分科会：診療参加型臨床実習に参加する学生に必要とされる技能と態度に関する学習・評価項目（改正案），2002

2

全身状態とバイタルサイン

全身状態とバイタルサインの診察 ― Essential Minimum ―

Ⅰ．全身状態（General status）

- ☐ 身長
- ☐ 体重
- ☐ BMI（Body mass index）｛体重（kg）/［身長（m）］^{2}｝
- ☐ 全身状態：良（Not in distress）
  不良（In distress）
  非常に不良（Severely in distress）

Ⅱ．バイタルサイン

座　位

1. 脈拍：触診
   - ☐ 両側の橈骨動脈の比較
   - ☐ 片側の橈骨動脈を触知（15秒間）（正常：60〜100/分）［徐脈は60未満，頻脈は100以上］［15秒間測定したときは18×4/分のように表記する］［不整があるときは，1分間測定し，期外収縮の数を記録する］

2. 呼吸
   - ☐ 数：（正常：16〜25/分）（とくに異常がない場合は呼吸数は記載しなくてもよい）
   - ☐ 鎖骨上窩の陥凹の有無；視診
   - ☐ 喘鳴（ぜんめい）の有無（聴診器を使わずに評価できるほどに明らかなもの）

3. 血圧（上肢）
   - ☐ 患者はリラックスできる姿位をとる
   - ☐ 上腕を心臓の高さに保つ
   - ☐ マンシェットのゴム袋が成人の上腕周囲の80％を巻けるサイズのものを使う
   - ☐ 上腕動脈の触診
   - ☐ ゴム袋の中央が上腕動脈の真上にくるように，マンシェットの下端が肘窩の2cm上にあるようにマンシェットを巻く
   - ☐ 橈骨動脈を触診しながら触診法で血圧の測定
   - ☐ 次いで触診で測定した値より20〜30mmHg上まで水銀を上昇させ，聴診しながら2mmHg/秒で下げる
   - ☐ Korotkoff音が聴こえ始めたら，2mmHg/1心拍のスピードで内圧を下げる
   - ☐ Korotkoff音が聴こえなくなってもさらに10mmHg内圧を下げ，音の再出現がないか確認し，以後急速に下げる（聴診間隙の確認）
   - ☐ 少なくとも30秒の休憩後，もう一度測定し，2回の平均をとる
   - ☐ 2回の血圧が5mmHg以上異なればもう一度測定する
   - ☐ 初診時に血圧を測定する際は，両側を測定する

【Korotkoff音が聴こえにくいとき】
   - ☐ 内圧を上昇させた後，手を数回握ったり開いたりした後に圧を下げ始める

4. 血圧（下肢）
   □ 後脛骨動脈を触診する
   □ ゴム袋の中央が後脛骨動脈の上にくるように，マンシェットの下端が内果の直上にあるようにマンシェットを巻く
   □ 以下は上腕の血圧測定の手順に同じ
5. 体温
   □ 先端が腋窩の天井に当たるように挿入する
   □ 赤外線鼓膜体温計では2〜3秒，電子体温計では電子音が鳴るまで（約1分），水銀体温計では10分間測定する

I．全身状態（General status）

| 手技 | ① 身長，体重を測定する
② 全身を眺め（とくに顔面の表情や体幹・四肢の色や動き），様子を注意深く観察する |

身長，体重は正確に測定しておきましょう．とくに慢性疾患で，外来で継続診療をしているときには，診察時に測定する体重の変化が，悪性疾患の早期発見や慢性心不全，慢性腎不全の管理などで大きな意味を持ちます．

BMIの測定は全死亡率の上昇，および「肥満関連障害（高血糖，血清脂質異常，高血圧）」の増加を予測するうえで重要です．

日本人ではBMI25以上を肥満と定義[1]しています．BMIが25をこえると，全死亡率の相対危険度は緩やかに上昇し，BMIが30以上になると，全死亡率の相対危険度はおよそ1.5〜2.0倍となります[2〜4]．BMIが30以上の人の割合は日本人では2〜3％未満[5]ですが，欧米ではおよそ20％にのぼります[6]．

日本人ではBMIが22以上になると高血圧の相対危険度が高くなりますが，糖尿病，血清脂質異常の相対危険度についてはBMIが29以上にならないと有意には高くなりません[7]．

全身状態の評価の中でも'General appearance'という「患者を一見したときの印象」は重要で，とくに救急診療の場などで'General appearance'を評価することは大切です．救急外来での研究によれば，救急患者を見た目でトリアージして入院を予測すると，感度は低く，特異度は高いという結果でした[8]．見た目が重症でなくとも実際に重症であることは珍しくありません．逆に見た目が重症であれば実際に重症である可能性が高いといえるということです．例えば腸間膜動脈血栓症では，病初期には腹部の診察所見が乏しいにもかかわらず，患者が強い痛みを訴えぐったりしていることがあります．'General appearance'で重症だと感じれば，その感覚は大事にしましょう．そして，'General appearance'をとらえる能力は経験によって身につけることができます．実際に経験を積んだ，医師間の'General appearance'の一致率はほぼ満足できるκ値（コラム参照）0.52〜0.64でした．

コラム

κ値について

診察所見の信頼性（再現性）を表す指標の一つにκ値があります．κ値は，同一の患者を診察した複数の評価者による判定が，偶然によらず一致する率をいいます．通常は0から1であらわされます．κ値の一般的な解釈と，

主な診察所見のκ値を以下の表に述べます．

κ値	κ値の解釈	診察所見の例
0	一致は偶然のみ	
0〜0.2	ほとんど一致しない	気管の偏位（0.01），収縮期心雑音の有無（0.19）
0.2〜0.4	あまり一致しない	頻呼吸（0.25），ばち指（0.33〜0.45）
0.4〜0.6	許容範囲の一致	胸膜摩擦音（聴診）の有無（0.51），腹部大動脈（触診）の有無（0.53）
0.6〜0.8	満足できる程度の一致	黄疸（0.65），脾臓触知の有無（0.56〜0.70）
0.8〜1.0	ほぼ完ぺきな一致	血圧が90mmHg以下（＞0.90）
1	完全に一致	

II．バイタルサイン

1．脈拍（心拍）[9]

手技	第2指から第4指までの指尖を両側の橈骨動脈に当て，左右差，緊張度，脈拍数，不整の有無を調べる

　第2指から第4指までの指尖を両側の橈骨動脈に当てて触診をし，左右差をみます．緊張度はおおよその血圧の目安になります（図3）．

　脈拍数，不整の有無を調べ，リズムが不整であれば，心拍数は心尖部の聴診で評価しなくてはいけません．末梢で触知する脈拍数は，心拍数より少ない可能性があり，両者を混同してはいけません．

　心拍数は，60〜100/分を正常としますが，1℃上昇するごとに8〜10/分増加するため，体温とあわせて考える必要があります．

　心拍数は，多くの疾患において，合併症の増加や予後不良の予測因子となります．例えば，心拍数が100/分をこえることは，胆石性膵炎の患者における合併症の増加を示唆（陽性尤度比6.8）し，敗血症性ショックの患者で脈拍が95/分をこえていなければ，院内死亡の可能性が低いことを強く示唆します（陰性尤度比0.1）[10]．

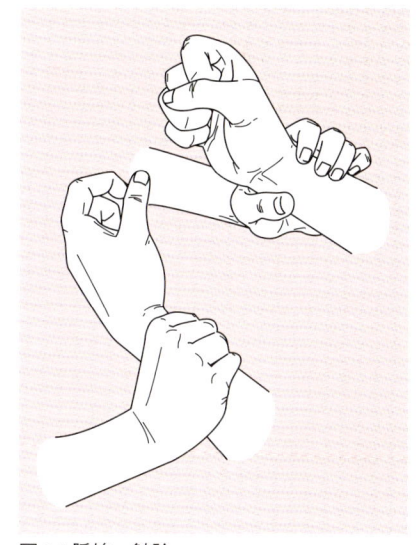

図3：脈拍，触診

　リズム不整があれば，以下の3つの基本的な不整脈に注意しましょう．

① **期外収縮**　　：基本調律のあるところにときどき不整脈が混じる．
② **絶対性不整脈**：基本調律がなくばらばら，ほとんどは心房細動によるものである．
③ **洞性不整脈**　：吸気時に脈が速くなり呼気時に脈が遅くなるという呼吸性の変動である．生理的な状態で病的ではない．

　絶対性不整脈を触知すれば，心房細動を示唆しますが，その他のリズム不整の評価には心電図の測定が必須です．

2. 呼吸

手技	① 呼吸の様子をみて，頻呼吸であれば頸部の聴診により呼吸数を数え記載する ② 全身状態が不安定な場合は，60秒間観察し呼吸のパターンをみる

　呼吸数を測定するときは，患者に意識させると呼吸の状態が変わってくる場合があります．診察の流れの中でさりげなく測定することが重要です．一見して呼吸状態に問題がなければ，呼吸数をカウントする必要はありません．呼吸が異常ならば，30もしくは60秒間観察することにより，測定誤差を避けることができ，異常な呼吸パターン（例：チェーン・ストークス Cheyne-Stokes 呼吸）を見落とさずにすみます．呼吸不全があれば，通常は深呼吸時のみ観察できる鎖骨上部の陥凹や，胸鎖乳突筋の鎖骨頭や胸骨頭が，呼吸運動に伴いはっきり観察されます．頻呼吸に対する測定者間の誤差は大きく（κ値 0.25），頸部の聴診により呼吸数を評価するなど，注意深い観察が必要です．

　頻呼吸は，診断や予後予測にある程度有用です．咳と発熱を有する成人の外来患者で 28/分以上の頻呼吸を認めるときは肺炎を弱く示唆します（陽性尤度比 2.0）[10]．乳幼児における頻呼吸が肺炎を弱く示唆するという研究もいくつか存在します[11]．また，入院中の内科患者で 27/分以上の頻呼吸を認めれば，心肺停止に至ることを弱く示唆し（陽性尤度比 3.0），予後予測因子としては頻脈や血圧の異常よりも有用でした[10]．

　ここで臨床の現場でよく遭遇する特殊な4つの呼吸について述べておきます．

① チェーン・ストークス呼吸（図4）

　大脳が広範囲に傷害されているときや慢性心不全などでみられます．小さな呼吸から徐々に大きな呼吸になり，また小さな呼吸になり，無呼吸になるというサイクルを繰り返します．1サイクルの中で無呼吸の時間は25秒前後，呼吸をしている時間は30秒前後です．慢性心不全患者の30％にみられ，チェーン・ストークス呼吸を認める慢性心不全患者は，そうでない患者に比べ心拍出量が低く，肺毛細管楔入圧が高く，生存率も低いとされています[10]．

② 過換気

　若い女性などで心因性に起こることがほとんどですが，深い頻呼吸や浅い頻呼吸の場合があります．一見して正常の呼吸でも，合間に深呼吸が多く入るときは過換気症候群の可能性があります[12]．

③ 起坐呼吸

　横になると苦しいため，自ら体を起こして呼吸している状態です．起坐呼吸は心不全，喘息のほかに多量の腹水，胸水，重症肺炎など多彩な疾患で引き起こされます．心不全のときは仰臥位に比べ，この姿勢が静脈還流量を減らし呼吸困難感の減少につながるために，上体を起こして起坐位をとります．気管支喘息の発作時のような呼吸不全のときは，さらに状態を前傾させ肘を大腿部やテーブルについて支えていることが多いです（図5）．これは横隔膜に対する負担を減少させ，呼吸補助筋を最大限に使用できる体勢を自然にとるからです．慢性閉塞性肺疾患を有する患者で起坐呼吸の存在は駆出率の低下（50％未満）を弱く示唆（陽性尤度比 2.7）し，起坐呼吸がなければ駆出率は低下していないことを強く示唆（陰性尤度比 0.04）します．慢性閉塞性肺疾患の患者が呼吸状態の悪化を起こした場合に，起坐呼吸がなければ左室機能不全はほぼ否定できるといえ，大変有用な所見です[10]．

④ 下顎呼吸

　非常に状態が悪くて力が残っておらず，わずかに努力性に下顎を動かしているだけの呼吸です．下顎呼

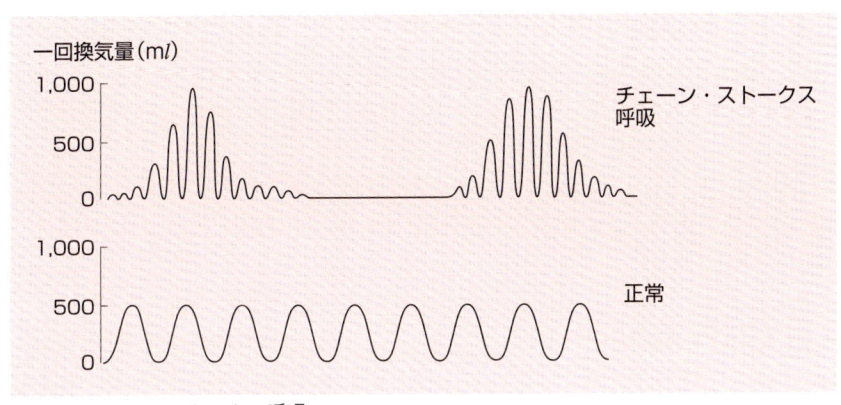

図4：チェーン・ストークス呼吸

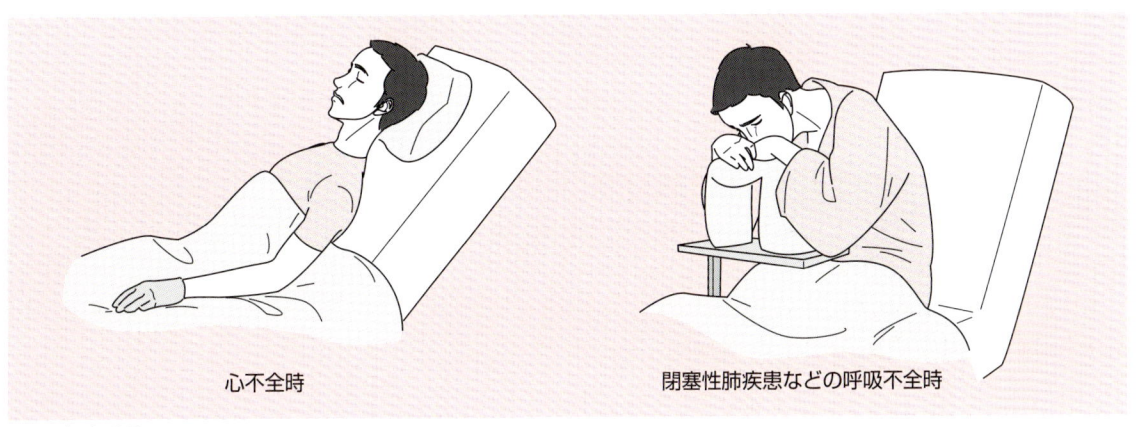

図5：起坐呼吸（心不全時／閉塞性肺疾患などの呼吸不全時）

吸が始まり，状態が変わらなければ数分から数時間の内に息を引きとることになる場合が多いでしょう．

3．血圧（上肢）[13]

手技	① 5分間の安静の後，正しい大きさのマンシェットを，心臓の高さに保った上腕に巻き，触診の後，聴診で測定する ② 初診時は両側を測定する

1) マンシェットの選択

マンシェットのゴム袋は上腕周囲の80％を巻けるサイズで，幅は上腕周囲の40％程度の長さのものを用意する必要があります．短すぎたり，細すぎたりすると血圧は過大評価され，長すぎると血圧はわずかに過小評価されます．

2) 血圧測定の手順

通常は5分間の安静の後に測定します．十分に上腕を露出してマンシェットを巻く必要がありますが，ゴム管はマンシェットの上側，下側どちらにくるように巻いてもかまいません．あまり強すぎずにぴったりと巻きます．上腕は心臓の高さにしておく必要があり，測定部位が心臓より6～7cm高（低）ければ，血圧の測定値は5mmHg低（高）くなります．

初診の患者では，聴診法を行う前に必ず触診法で収縮期血圧を確認する必要があります．これは，一つには聴診間隙（ausculatory gap）が存在する場合があるからです．カフ圧を下げていくと聴こえていたKorotkoff音がいったん消え，再び聴こえ始めることを聴診間隙と呼びます．高齢の高血圧患者では聴診間隙を認める割合が20％にも及び，聴診法のみの測定では収縮期血圧を過小評価する恐れがあります[10]．また，血圧が60mmHgを下回るような場合には，いきなり聴診法で血圧を測定するとKorotkoff音が聴こえずにあわてることになります．さらに，あらかじめ触診法でおおよその収縮期血圧を知っているとカフ圧を上げすぎることも防げます．

まず，触診法で橈骨動脈を同定しながら水銀柱を一気に70mmHgくらいまで上げ，その後は10mmHgくらいずつ上げていって脈が消失するところで収縮期血圧を推定します．

次いで聴診法で測定しますが，膜型，ベル型のどちらを使用しても音響学的には大差はありません．

Korotkoff音が聴こえ始めたら，そこを第1点，すなわち収縮期血圧とします．聴こえなくなった点を第5点，すなわち拡張期血圧とします．人によっては第5点が無く，最後まで脈が聴こえることがあります．そのときは音色が最後に小さく変わる点（第4点）と第5点を160/80/0 mmHgのように両方記載しておきます．

聴診器で上腕動脈上の皮膚を強く押さえすぎると，収縮期血圧の値には影響しませんが，拡張期血圧は10mmHg以上低めに出る可能性がありますので注意が必要です．

また，初診の患者では，両側の血圧を測定する必要があります．両側の収縮期血圧の差は平均10mmHg程度です．20mmHg以上の違いがあれば病的であり，鎖骨下動脈盗血症候群と大動脈解離が臨床的には重要です．

3）低血圧時の評価

急性疾患の患者では，血圧が低いと予後不良となることが多いといわれています．例えば収縮期血圧が90mmHg未満であることは，集中治療室の患者の死亡を示唆（陽性尤度比4.0）し，肺炎患者の死亡を強く示唆（陽性尤度比10.0）します[10]．

また，出血を疑う患者における臥位での血圧低下は感度が大変低く，また臥位から立位への体位変換後の血圧低下（20mmHg以上）も，出血の有無にかかわらず同じ頻度で出現するため有用でないとされていて，従来の救急マニュアルの指針は訂正が必要なようです（眩暈などがして立ち上がれない患者は別であり，多量の出血を疑います）．

4）脈圧

脈圧が大きいことは，大動脈逆流症の診断に有用です．大動脈逆流症を示唆する心雑音を有する患者で，脈圧が80mmHg以上あれば中等度以上の大動脈逆流症であることを強く示唆（陽性尤度比10.9）します．

一方，脈圧が小さいことは大動脈弁狭窄症の診断に有用ではありませんが，左心機能の低下した患者の心係数の推定には役立つとされています．左心機能の低下がわかっている患者で，脈圧/収縮期血圧の比が0.25以下であることは，心係数が2.2L/min/m^{2}未満であることを示唆（陽性尤度比5.4，陰性尤度比0.1）します[10]．

5）奇脈

吸気時に収縮期血圧が10mmHg以上低下する場合を奇脈といいます．奇脈の診断は，脈拍の触診でも診断できますが，収縮期血圧の低下が15～20mmHg以上ないと診断が困難ですので，血圧計を用いて診断することが勧められます．また無理な呼吸をすると，奇脈の状態が作り出されてしまう可能性があります．診断時は患者にゆっくりと普通に呼吸をしてもらうようにします．

通常通りにマンシェットの圧を上げた後，Korotkoff音の第1点が聴こえたらそこでマンシェットの圧を固定します（①mmHg）．奇脈が存在すれば，Korotkoff音は呼気時に聴こえ，吸気時に消失するはずです．次にゆっくりとマンシェットの圧を下げてゆき，吸気時にもKorotkoff音が消失しない時点での水銀柱圧を測定します（②mmHg）．［①－②］mmHgが呼吸による収縮期血圧の低下となります．

　奇脈は心タンポナーデ患者の98％に認めます．心嚢水を有する患者の中で，奇脈（吸気時の収縮期血圧12mmHg以上低下）を認めることは，心タンポナーデを示唆し（陽性尤度比5.9），認めなければ心タンポナーデでないことを大変強く示唆します（陰性尤度比0.03）[10]．

　奇脈は喘息の重積発作の診断にも有用ですが，実際の臨床現場で使用するのは困難です．発作を起こしている患者にゆっくりと息を吸ってもらい，血圧計で奇脈を測定するよりも，ピークフローを用いるなどして診断するほうが現実的です．

4．血圧（下肢）

手技	① 後脛骨動脈で測定する ② 詳しい測定はドプラー血流計で行うが，通常は触診法で収縮期血圧のみ測定する

　通常はずっと後半部分の診察となりますが，上肢の血圧とまとめてここで述べておきます．下肢の血圧は正式には大腿部に大きなカフを巻いて膝下動脈で測定しますが，特別なカフを準備しなくてはならず，実際の臨床ではあまり行われていません．上腕用のマンシェットを下腿に巻き，後脛骨動脈で測定する方法で代用されています．後脛骨動脈は内果のすぐ後方にあり比較的触知しやすい動脈ですが，先天的に触れにくい場合もあります（図6）．通常は聴診法ではKorotkoff音が聴こえにくい場合が少なくなく，末梢循環不全を疑うような場合は，ドプラー血流計を用いて詳しい測定を行います．多くの場合は触診法で収縮期血圧のみ測定します．

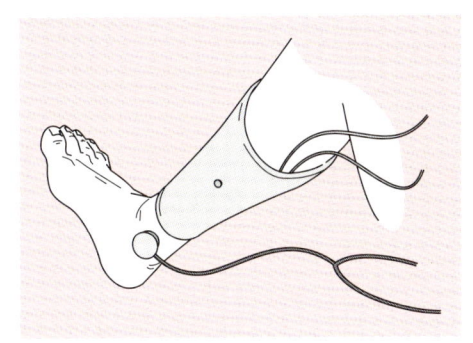

図6：下肢の血圧測定

5．体温

手技	① 腋窩で測定するときは，先端が腋窩に十分入るように斜め上に向けて挿入する ② 赤外線鼓膜体温計で測定するときは，方向に注意し，必ず複数回測定する

　現在は従来の水銀体温計に変わり，平衡温予測方式の1分間体温計が頻用されています．本邦では口腔内ではなく腋窩で測定することがほとんどです．この場合は，体温計の先が十分腋窩に挿入されるように，角度に注意する必要があります（図7）．また救急や小児診療の現場では赤外線鼓膜体温計が便利ですが，口腔内や腋窩での測定と比較し再現性が乏しいので，方向に注意するとともに，2～3回測定して再現性を確認しておく必要があります．

　また，発熱に関しては，患者本人による発熱の自覚のほうが，医師による前額部の触診よりも正確に検出できます．38℃をこえる発熱に対する，患者本人の発熱の自覚は陽性尤度比4.9，陰性尤度比0.2であり，医師による前額部の触診は陽性尤度比2.5，陰性尤度比0.4です[10]．

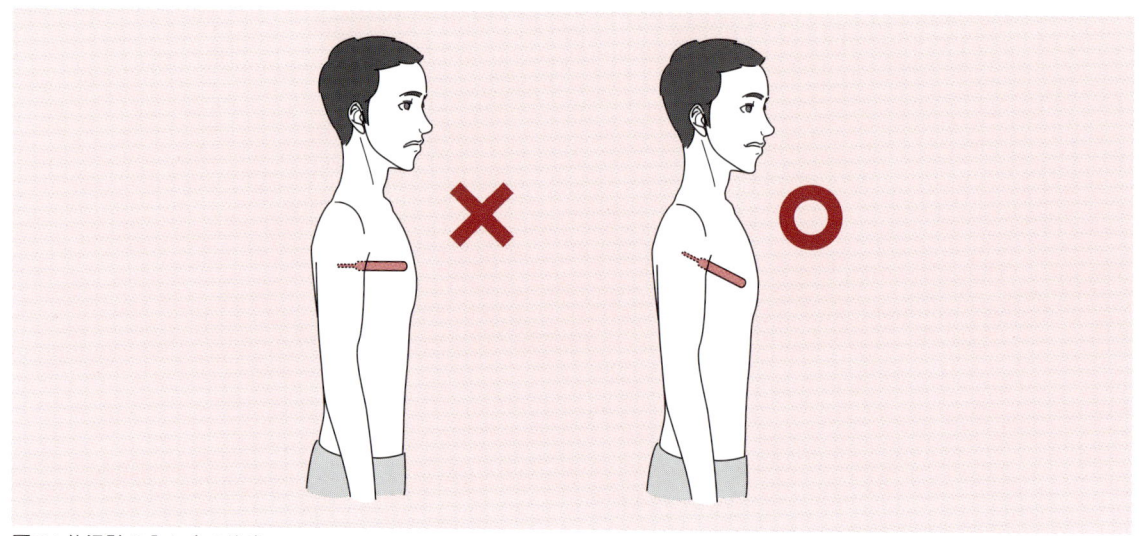

図7：体温計の入れ方の注意

◆◆◆ 引用文献 ◆◆◆

1) Examination Committee of Criteria for 'Obesity Disease' in Japan：Circ J 66：987-992，2002
2) National Heart, Lung, and Blood Institute. Guidelines on Overweight and Obesity：Electronic Textbook. http：//www.nhlbi.nih.gov/guidelines/obesity/e_txtbk/ratnl/20.htm
3) Tsugane S, Sasaki S, Tsubono Y：Int J Obes Relat Metab Disord 26：529-537, 2002
4) Nagaya T, Yoshida H, Takahashi H, Matsuda Y, Kawai M：Int J Obes Relat Metab Disord 23：771-774, 1999
5) Yoshiike N, Matsumura Y, Zaman MM, Yamaguchi M：Int J Obes Relat Metab Disord 22：684-687, 1998
6) Mokdad AH, Ford ES, Bowman BA, Dietz WH, Vinicor F, Bales VS, Marks JS：JAMA 289：76-79, 2003
7) Ishikawa-Takata K, Ohta T, Moritaki K, Gotou T, Inoue S：Eur J Clin Nutr 56：601-607, 2002
8) Brillman JC, Doezema D, Tandberg D, Sklar DP, Skipper BJ：Am J Emerg Med 15：29-33, 1999
9) Bate B：A guide to physical examination and history taking. 7th ed. Philadelphia, JB Lippincott Co., 292, 1999
10) Steven McGee：Evidence-Based Physical Diagnosis, W.B. Saunders Company, 2001
11) Margolis P, Gadomski A：JAMA 279：308-313, 1998
12) Steven RM, Edward JB：Arch Intern Med 159：1082-1087, 1999
13) Perloff D et al.：Circulation 88（5）：2460-2470, 1993

◆◆◆ 参考文献 ◆◆◆

1) 鈴木富雄，伴信太郎：基本的診察法〔1〕―身体診察法概論，全身状態とバイタルサイン，上肢の診察―．診断と治療 90(1)：129―135，2002

3

頭頸部の診察

頭頸部の診察 — Essential Minimum —

座位[前向き]

Ⅰ．頭部

1. 頭
   - ☐ 毛　髪；視診
   - ☐ 顔　面；視診…左右差，顔貌
   - ☐ 頭　皮；触診
   - ☐ 頭　蓋；触診

2. 眼
   - ☐ 瞳　孔；視診…大きさ，左右差．虹彩欠損，白内障，直接・間接対光反射
   - ☐ EOM（extraocular movements）
   - ☐ 結　膜；視診…眼球および眼瞼結膜（下眼瞼のみでよい）

3. 耳
   - ☐ 耳　介；視診…とくに耳朶襞（虚血性心疾患の危険因子）
   - ☐ 外耳道；耳鏡による視診
   - ☐ 聴　力；指のこすり合わせ（耳からの距離：30 cm）
   - ☐ 鼓　膜；耳鏡による視診（とくに中耳炎の有無）

4. 鼻（副鼻腔）（ルーチンでは行わないが，「感冒様症状」を訴える患者には必須）
   - ☐ 前頭洞；打診，触診
   - ☐ 上顎洞；打診，触診（上方へ押し上げるように）

5. 口腔および咽頭
   - ☐ 口　唇；視診
   - ☐ 　歯　；齲歯の有無，入れ歯；舌圧子を用いた視診
   - ☐ 歯　肉；舌圧子を用いた視診
   - ☐ 頬粘膜；舌圧子を用いた視診
   - ☐ 硬・軟口蓋；舌圧子を用いた視診
   - ☐ 　舌　；舌圧子を用いた視診：形態，貧血（喫煙者では舌癌の発生に注意）
   - ☐ 口蓋垂；舌圧子を用いた視診
   - ☐ 口蓋扁桃；舌圧子を用いた視診
   - ☐ 口蓋舌弓および口蓋咽頭弓；舌圧子を用いた視診
   - ☐ 咽頭後壁；舌圧子を用いた視診

Ⅱ．頸部

1. 頸部リンパ節
   - ☐ 触診…10ヵ所のリンパ節（図15参照）

2. 甲状腺
   - ☐ 視診…頸部を伸展し，正面から観察
     - ・（甲状腺の腫大が疑われれば）側面からも観察（2mm以上で有意）
     - ・嚥下を促して甲状腺の腫大の有無を確認
   - ☐ 触診…嚥下を併用

3. 頸動脈
   - ☐ 触診
   - ☐ 聴診…両側

Ⅰ. 頭部

1. 頭

手技	① 視診で毛髪，顔面の左右差，顔貌を診察する ② 触診で頭皮，頭蓋を診察する

　髪の毛の流れに逆らって，髪を梳き上げて頭皮の視診をします．また頭部を軽く押さえて圧痛をチェックします．髪の毛は非常にデリケートな場所であり，診察する前に必ず患者の了承を得てから診察しましょう．

2. 眼

手技	① 瞳孔の大きさ，左右差，虹彩欠損，白内障，対光反射を確認する ② 外眼筋の動きを診察する ③ 眼球および眼瞼結膜の視診をする

　瞳孔不同を認めても，正常な所見である単純性瞳孔不同の可能性もあります．単純性瞳孔不同は瞳孔の直径の左右差が0.4mm以上あり，眼内薬物，眼球外傷や眼球炎症がないものです．正常人の38％にみられ（多くでは一過性），正常人の3％では常に不同ですが，左右差が1mmをこえることはまれです[1]．

　白内障の診察には斜めから光を当てる斜照法を用い，水晶体の白濁をみます．光を当てるときに対光反射を同時にチェックします．

　外眼筋の動きは脳神経の診察時にもチェックしますが，それをしないときにも外眼筋の運動をみておきましょう．指を注視してもらい，水平方向と垂直方向を見てもらいます．スクリーニングとしては上下，左右の4方向でよいとされています．同時に複視と眼振の有無をチェックします．水平方向のエンドポイントで注視してもらい，眼振の出現の有無を確認します．通常，エンドポイントで数発の生理的な眼振が確認されます．下方への眼球運動が見にくい場合には上眼瞼を検者の指で軽く引き上げて観察します．水平方向の追視は，検者の指を立てて，垂直方向の追視は，検者の指を横にしてやる方が複視をとらえやすいといわれています．

　眼瞼結膜の観察で貧血の徴候をとらえ，眼球結膜の観察で黄疸の有無をチェックします．貧血の徴候として，眼瞼結膜を「蒼白あり」，「なし」，「どちらともいえない」の3つに分けた場合，「蒼白あり」はHb9.5g/dl以下の貧血を示唆します（陽性尤度比4.5）が，蒼白なしでも貧血は否定できません（陰性尤度比0.61）[2,3]．黄疸の診断の精度に関して，眼球結膜の観察がどの程度寄与するかは明らかではありません．

3. 耳

手技	① 視診で先天奇形や変形（とくに耳朶襞）の有無を確認する ② 耳介を引っ張り疼痛の有無を確認する ③ 聴力は会話で難聴の有無のおよそを推定する ④ 耳から約30cmの所で指をこすり合わせ聴力の推定をする ⑤ 耳鏡で鼓膜を診察する

1）視診

　視診で先天奇形や変形などがないかを確認します．耳朶襞は冠動脈疾患のリスクと考えられています[4〜9]（図8，コラム参照）．

> **コラム**

耳朶襞と虚血性心疾患

耳朶襞は病態生理学的には明らかではありませんが，多くの臨床疫学的な研究により虚血性心疾患との正の相関関係が認められ，その感度は55～65％，特異度は72～83％とのデータがあります．50歳以上の重篤な3枝病変患者の90％に深い耳朶襞が認められたとの報告もあります．耳朶襞と加齢，肥満との相関関係を示す報告もあり，耳朶襞自体が虚血性疾患に関しての独立した危険因子なのか，交絡因子にすぎないのかは今のところ不明ですが，知っておくとよい興味深い身体所見の一つには違いありません[4〜9]．

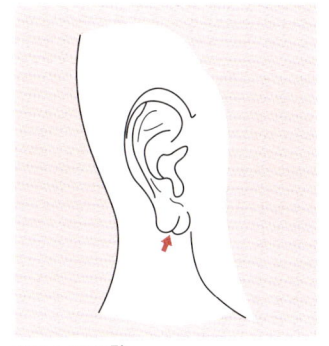

図8：耳朶襞

2）耳介の牽引痛

耳介を引っ張り疼痛がある場合は，耳介ないしは外耳道の病変が疑われます．

3）聴力の推定

聴力障害の頻度は，高齢者で最も高く，65歳以上ではおよそ1/3に老人性難聴が認められますが[10, 11]，一般医による通常の診察では約半数が見逃されるため注意が必要です[1]．会話で難聴の有無のおよその判断をしますが，耳から30 cmくらい離した位置で指を軽くこすり合わせて難聴の有無を確認します．この位置で聴こえなければ少なくとも30 dB程度の聴力障害があります．ささやき声試験は，聴力障害の除外にすぐれ，陰性であれば聴力障害（30 dB以上）がないことを強く示唆します（陽性尤度比6.0，陰性尤度比0.03）．しかし，検者の技術により結果は左右されやすいのが難点です[1, 12, 13]．

4）耳鏡で診察

耳鏡を用いるときには，サイズの違った各種の耳鏡用のソケットがありますので，その患者に適合する最も大きいソケットを使います．シェイクハンドグリップとペンホルダーグリップの2種類の持ち方がありますが，患者が不意に動いたときに鼓膜や外耳道を傷つけないように，原則的にはペンホルダーグリップを用います．頭を反対側にやや傾けてもらい，耳介を後上方やや外側に引っ張りながら耳鏡を挿入しま

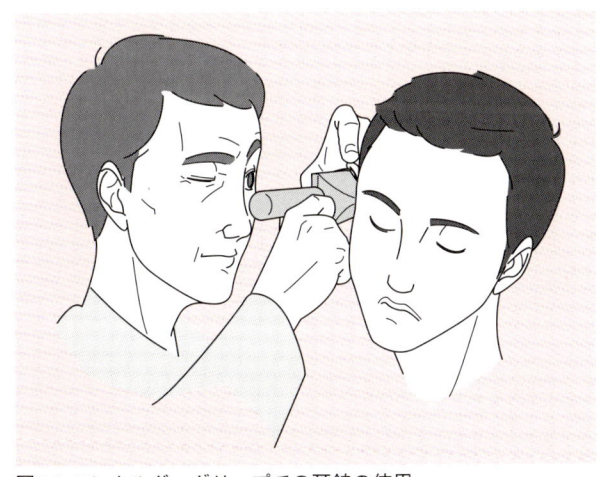

図9：ペンホルダーグリップでの耳鏡の使用
　　　手部尺側をしっかり固定する．

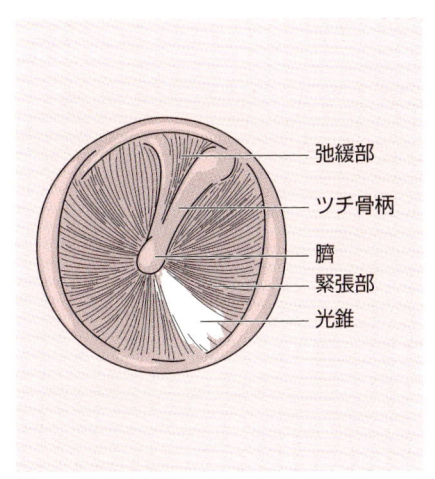

図10：鼓膜（右耳）
弛緩部
ツチ骨柄
臍
緊張部
光錐

前頭洞　　　　　　　　　　　　　　上顎洞

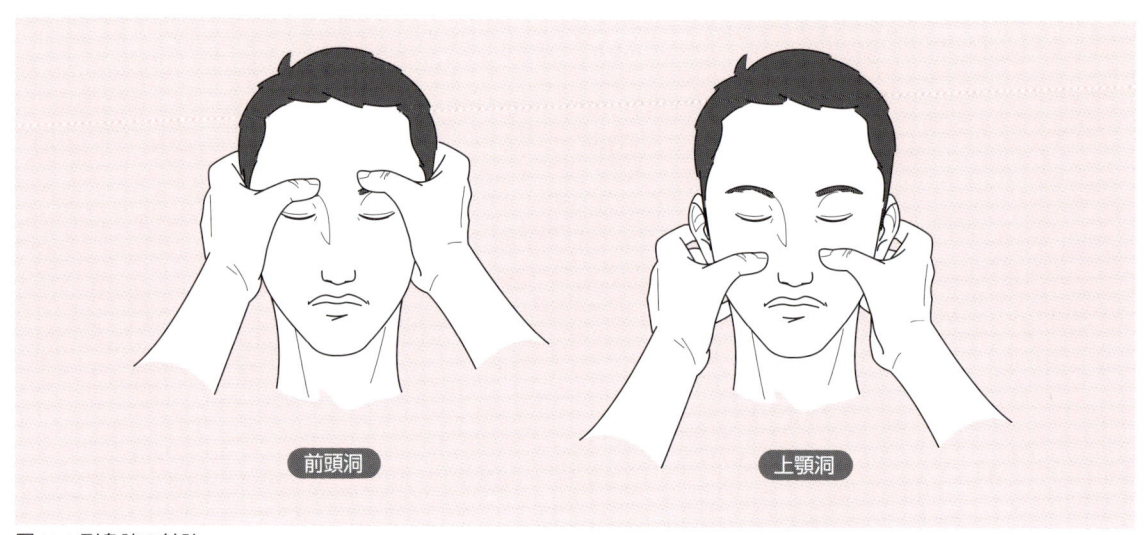

図11：副鼻腔の触診

す．ペンホルダーグリップで握りながら，第5指と手の尺骨側とを患者の頭部ないし頬部にしっかりと固定します（図9）．外耳道と鼓膜の所見を観察しますが，鼓膜の所見では，ツチ骨柄・弛緩部・緊張部・臍・光錐などの構造を確認します（図10）．

　耳鏡で観察される鼓膜の所見は中耳炎の診断に大変有用です．小児を対象とした研究によると，鼓膜が混濁しているとき，真っ赤なときや膨隆しているときは中耳炎を強く示唆します（それぞれ陽性尤度比34，8.4，51）．また，わずかに赤みをおびているときは中耳炎の診断にはまったく寄与せず（陽性尤度比1.4），色調が正常のときは中耳炎がないことを示唆します（陽性尤度比0.2）[14]．

4．鼻

手技	前頭洞と上顎洞を打診，触診する

　鼻の診察は通常省略しますが，かぜ症状を訴えている患者の場合は，副鼻腔炎を除外するために副鼻腔の診察を行ったほうが良いでしょう．通常診察する副鼻腔は前頭洞・上顎洞の2つの副鼻腔です．蝶形骨洞，篩骨洞は解剖学的に深部に位置しており診察では評価できません．打診と触診で圧痛の有無をみますが，触診では図11に示した位置を下からやや強めに押し上げるようにしましょう[15]．ただし，副鼻腔炎の診断に対する触診の感度，特異度はともに低いことは知っておく必要があります．

5．口腔および咽頭

手技	① 口唇を観察する ② 舌圧子を用いて口腔・咽頭を診察する

　口唇の観察後，患者に開口してもらい舌圧子を用いて口腔・咽頭の診察を行います．観察の順番は系統立てて行い，歯，歯肉，頬粘膜，硬口蓋，軟口蓋，舌，口蓋垂，口蓋扁桃，口蓋舌弓，口蓋咽頭弓，咽頭後壁を順次観察していきます．

　口腔内の所見はさまざまな気道感染症の診断に役立ちます．口蓋扁桃の滲出液（白苔）は，単独では溶連菌性扁桃咽頭炎を弱くしか示唆しませんが（陽性尤度比3.4），溶連菌感染症の診断で有名なCentorのClinical Prediction Rule（表2）の1項目であるので覚えておくとよいでしょう[16]．

　舌の側面は舌癌ができやすいので，喫煙者の場合は注意して診察します．口を開けた状態で舌を上に巻

表2　Centorの criteria

① 発熱がある
② 前頸部リンパ節の有痛性の腫脹を認める
③ 口蓋扁桃の滲出液（白苔）を認める
④ 咳嗽がない

上気道症状を有する成人において，上記の基準のうち当てはまるものの数が，0, 1, 2, 3, 4個であるとき，陽性尤度比は順に0.16, 0.3, 0.75, 2.1, 6.3となる[16]．

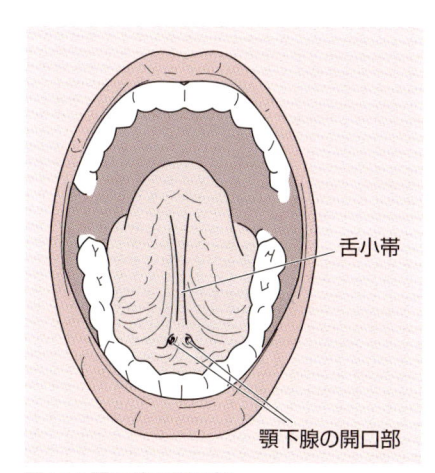

図12：顎下腺の開口部

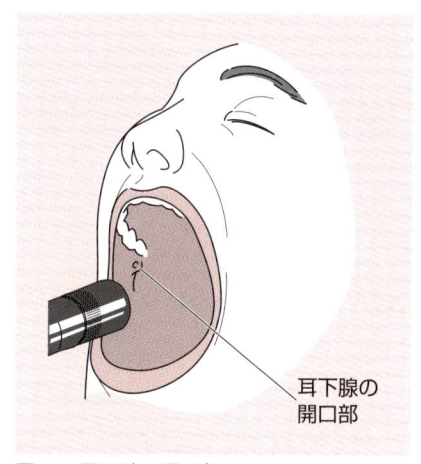

図13：耳下腺の開口部

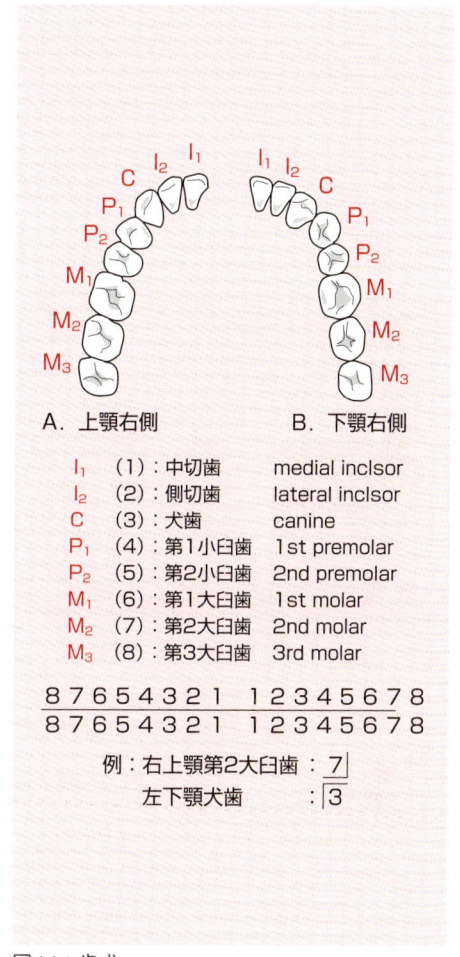

A．上顎右側　　B．下顎右側

I_1　（1）：中切歯　　medial incIsor
I_2　（2）：側切歯　　lateral incIsor
C　　（3）：犬歯　　　canine
P_1　（4）：第1小臼歯　1st premolar
P_2　（5）：第2小臼歯　2nd premolar
M_1　（6）：第1大臼歯　1st molar
M_2　（7）：第2大臼歯　2nd molar
M_3　（8）：第3大臼歯　3rd molar

87654321　12345678
87654321　12345678

例：右上顎第2大臼歯：7⌋
　　左下顎犬歯　　　：⌈3

図14：歯式

き上げ，舌下腺，顎下腺の開口部を確認します（図12）．上顎の第2大臼歯に接するところに耳下腺の開口部があります（図13）．

　歯科で用いる歯式の構造を覚えておくと表記するときに便利です．中切歯に1番，側切歯に2番，犬歯に3番，と順番に番号を振ります．すべての歯を上下左右の位置で4分割して，1番から8番までを患者に対面した形で図14のように模式的に示します．例をあげると右上顎第2大臼歯の表し方は7⌋と記載できます．

II．頸部

1．頸部リンパ節

| 手技 | 10ヵ所の頸部リンパ節を順次触診する |

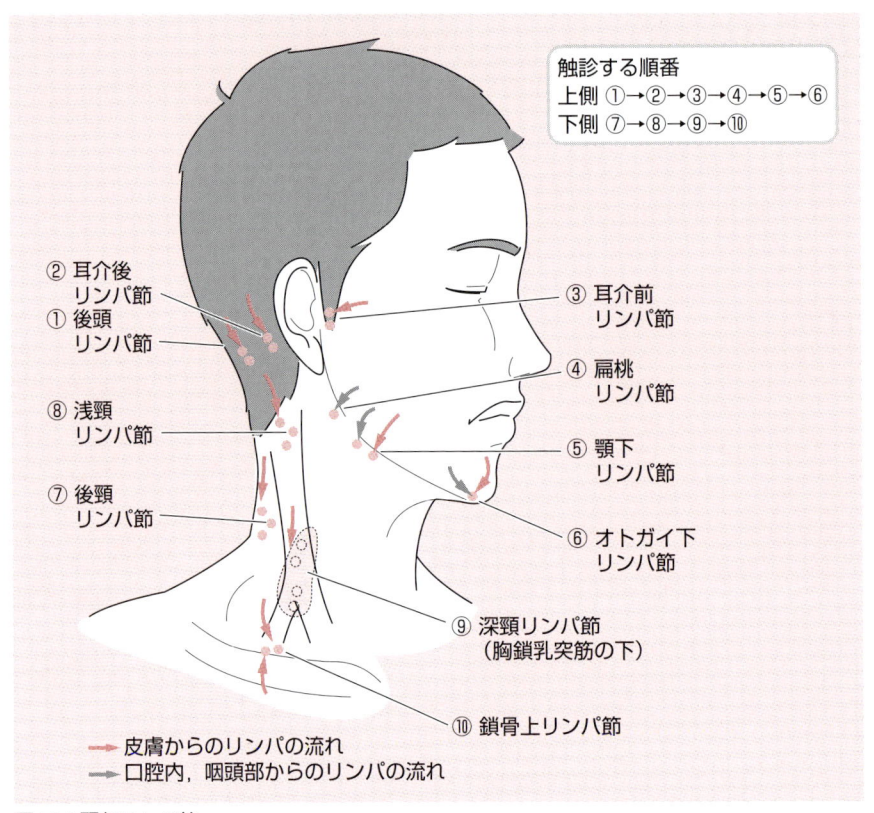

図15：頸部リンパ節

触診する順番
上側 ①→②→③→④→⑤→⑥
下側 ⑦→⑧→⑨→⑩

① 後頭リンパ節
② 耳介後リンパ節
③ 耳介前リンパ節
④ 扁桃リンパ節
⑤ 顎下リンパ節
⑥ オトガイ下リンパ節
⑦ 後頸リンパ節
⑧ 浅頸リンパ節
⑨ 深頸リンパ節（胸鎖乳突筋の下）
⑩ 鎖骨上リンパ節

→ 皮膚からのリンパの流れ
→ 口腔内，咽頭部からのリンパの流れ

　頸部リンパ節は系統的に覚えておく必要があります．上と下に分けて後ろから順次，図15に示した番号順に触診します．
　後頭リンパ節は外後頭隆起の2～3cm下2～3cm外側にあるリンパ節です．2～3本の指を使って円を描くように触診します．頭皮の湿疹など，局所の病変がある場合にその所属リンパ節として触知されるほか，全身性の疾患，例えば風疹などのときにも触知されます．
　耳介後リンパ節は乳様突起の上に触れます．後頭リンパ節と同様に局所の所属リンパ節として働くとともに，全身性疾患の影響をも受けます．
　耳介前リンパ節は耳珠のすぐ前にあり，局所の病変のほか，流行性角結膜炎など眼の病変のときに腫脹します．第2指末節掌側を耳珠の前に置き，指を回転させるような形で触診します．
　扁桃リンパ節は2～3本の指で円を描くように触診します．
　顎下リンパ節は両側の下顎骨の裏を探るように指先を骨に向かって押し上げるように触診します．顎下リンパ節やオトガイ下リンパ節は首を上げたままだと触診しにくいので，患者を少しうつむき加減にさせて触診するとよいでしょう．歯肉炎，齲歯などの口腔内病変で腫脹してきます．

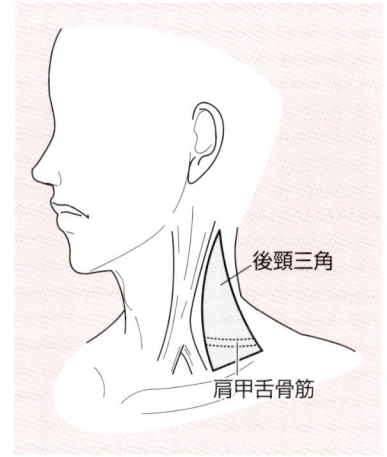

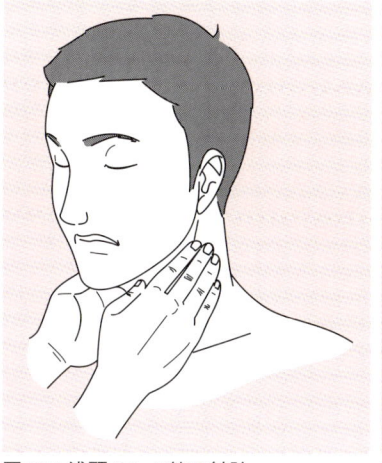

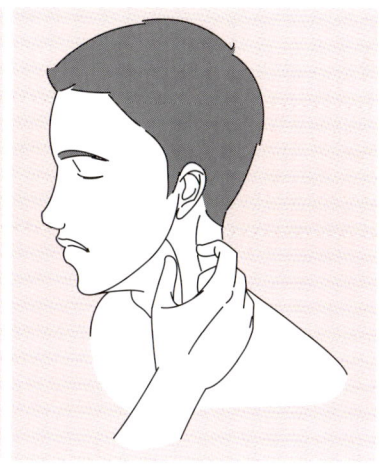

図16：後頸三角　　　　図17：浅頸リンパ節の触診　　　　図18：深頸リンパ節の触診

　後頸リンパ節は胸鎖乳突筋，鎖骨，僧帽筋に囲まれた後頸三角と呼ばれる領域に存在します．基本的に扁桃腺炎や歯肉炎といった局所の炎症のみでは腫脹しません．もし扁桃腺炎があり後頸リンパ節が腫脹している場合，溶連菌感染のような細菌性の扁桃腺炎ではなく，例えば伝染性単核球症などのような全身性のウイルス性疾患の可能性が考えられますが，その精度は明らかではありません．後頸三角領域下部に触知される肩甲舌骨筋をリンパ節や腫瘤と間違えないように注意します（図16）．

　浅頸リンパ節は胸鎖乳突筋の上にあるリンパ節で，2～3本の指で軽く筋の上を触診します（図17）．

　前頸部の圧痛を伴うリンパ節腫脹は，溶連菌の診断における前述のCentorのClinical Prediction Rule（表2）の1項目です[16]．

　深頸リンパ節は胸鎖乳突筋の深部にあり，触診する側に患者の首をやや傾け，第1指と第2指で胸鎖乳突筋をつまむようにして，胸鎖乳突筋の下にあるリンパ節を触診をします（図18）．

　鎖骨上リンパ節の中でも，とくに左側の鎖骨上リンパ節は「ウィルヒョウリンパ節」と呼ばれ，腹腔内の悪性腫瘍のリンパ節転移で腫脹してくるので大変重要です．鎖骨の裏に隠れていることが多いので指を鎖骨に沿わせて押し込み，掘るようにして触診しましょう．

2．甲状腺[1, 17]

手技	① 頸部を伸展させ，甲状腺を正面より視診する（必ず嚥下させる） ② 甲状腺の腫大を疑えば，側面からも視診する ③ 嚥下を併用しながら甲状腺を触診する

1）視診

　甲状腺の視診の際は頸部を軽く伸展させます．このことにより気管が胸骨上陥凹から3cm程度持ち上げられ，甲状腺をおおう皮膚が引き伸ばされます．輪状軟骨の上縁より，約5mm頭側に上極があり，頸部尾側に向かって約4cmの長さで気管に張りつくように位置しています．輪状軟骨下縁から数mm下に甲状腺の峡部の上縁があります．女性と男性では甲状腺の高さが図19のように異なり，高齢の男性では甲状腺の大半が胸骨の裏に隠れてしまっていることがしばしばあります．順序としては，まず甲状軟骨・輪状軟骨を同定し，嚥下をさせ，気管とともに甲状腺が上方に移動するところを視診します．もし甲状腺腫大を疑った場合は側面からの視診を行います．腫大の高さが側面上で，輪状軟骨と胸骨切痕を結んだラインよりも2mm以上ある場合は有意の甲状腺腫大があると判断します．

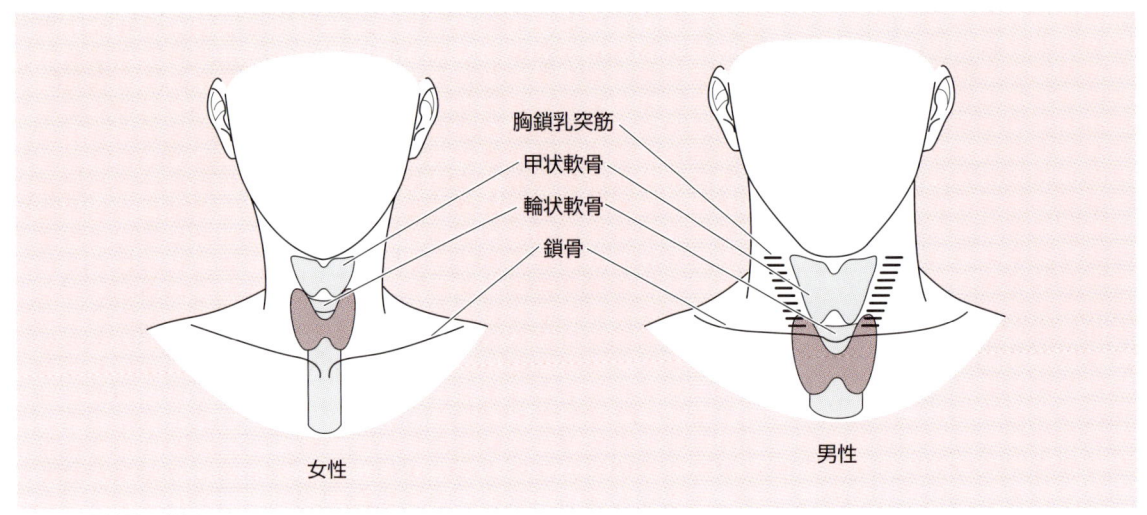

図19：甲状腺の位置

胸鎖乳突筋
甲状軟骨
輪状軟骨
鎖骨

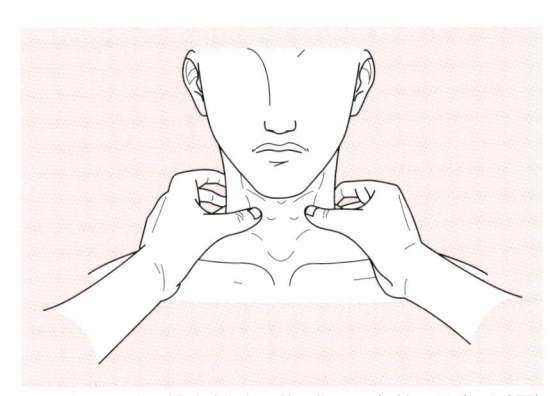

女性　　　男性

図20：甲状腺の触診（片方の第1指での気管の固定が重要）

2) 触診

次に輪状軟骨部に指先を置き，嚥下に伴い甲状腺峡部が動く感覚を指先で感じます．有意の甲状腺腫大がない場合は気管のごつごつした感じが触知できます．側葉の内側縁の診察は片方の第1指で気管を固定し，もう一方の第1指で円を描くように触診します．側葉の体部・後縁の診察は少し触診側に頭を傾け，片方の第1指で気管を少し押しながら，もう一方の第1指で体部および後縁を触診します（図20）．第2指を胸鎖乳突筋の後ろにそえて挟む触診方法もあります．

3) 診察の意義

先進国における甲状腺腫の頻度は女性の10％，男性の2％ですが，そのほとんど（80％）で臨床的な機能異常はなく，機能亢進が10％，機能低下が10％です．

患者の第1指の末節よりも片葉が大きければ，甲状腺腫があると覚えるとよいでしょう．

触診可能な甲状腺の結節は女性の5％，男性の1％にあり，その多くは機能が正常で，95％以上が組織学的に良性です．

甲状腺腫や甲状腺結節で大きな問題となるのは，癌の有無と機能異常の有無です．

甲状腺腫と甲状腺結節において癌を強く示唆する身体所見は，頸部リンパ節の腫脹（それぞれ陽性尤度比13.4，7.4），周囲組織と甲状腺の癒着（それぞれ陽性尤度比9.7，7.2）です．

甲状腺の腫大は，甲状腺機能亢進症や甲状腺機能低下症を弱く示唆します（それぞれ陽性尤度比2.3，2.8）．また，甲状腺の腫大がないことは，甲状腺機能亢進症を強く否定しますが（陰性尤度比0.1），甲状腺機能低下症はあまり否定されません（陰性尤度比0.6）．

3. 頸動脈[18〜22]

手技	① 両側の頸動脈を触診する ② 両側の頸動脈を聴診する

頸動脈は下顎角直下2cmのところで甲状軟骨から指をずらしていき，胸鎖乳突筋との境の位置に触知できます．心肺蘇生のときに脈拍の確認をする重要な動脈であり，すぐに場所が同定できることが大切です．正常な脈の拍動の感覚を覚えておくと，大動脈弁狭窄の緩やかな触れ方や，大動脈弁閉鎖不全の非常に大きく急峻な触れ方の判別が可能です．

頸動脈の分岐部は最も動脈閉塞が起きやすい所なので，まずそこを聴診します．聴診するときは患者に呼吸を止めさせ，そのときは医師自身も呼吸を止めるのが原則です．聴診に夢中になると，患者に呼吸を再開してもらう声掛けを忘れがちです．自分も息を止めていれば，呼吸が苦しくなる頃合いを意識することができます．分岐する前の頸動脈も聴取します．最後に鎖骨上窩を聴診しますが，領域が狭いのでベル型で聴診します．鎖骨下動脈の狭窄があればこの部位で血管雑音が聴こえます（図21）．

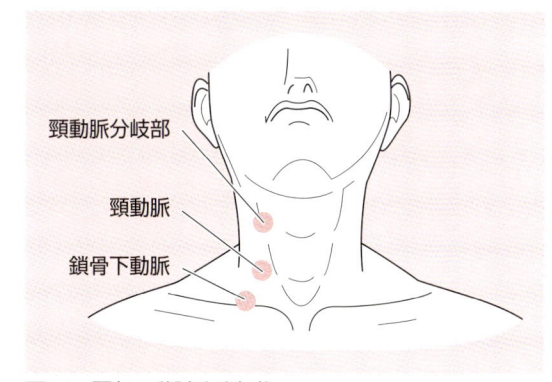

図21：頸部の動脈聴診部位

無症候の成人における頸動脈の雑音は，5年以内の同側の脳梗塞，一過性脳虚血の増加や虚血性心疾患の増加を示唆するというコホート研究が存在しますが，早期治療による予後改善は示されていません．また75歳以上の高齢者では，血管雑音の有無と予後の関連は示されていません[18〜22]．

◆◆◆ 引用文献 ◆◆◆

1) McGee S：Evidence-Based Physical Diagnosis, W.B. Saunders Company, 2001
2) Sheth T et al.：J Gen Intern Med, 12：102-106, 1997
3) Stoltzfus R et al.：J Nutr 129：1675-1681, 1999
4) Frank ST：N Eng J Med 289：327-328, 1973
5) Elliott WJ et al.：Am J Med 91：247-254, 1991
6) Cumberland GD et al.：Am J Forensic Med Pathol 8：9-11, 1987
7) Pasternac A et al.：Can Med Assoc J 126：645-649, 1982
8) Petrakis NL：Am J Med 99：356-361, 1995
9) Tranchesi B et al.：Am J Cardiol 70：1417-1420, 1992
10) 財団法人 厚生統計協会：国民衛生の動向 2002年．東京，（財）厚生統計協会，p440，2002
11) 府中市議会 会議録 2001.06.06：平成13年 第2回定例会（第10号）本文
12) Yueh B, Shapiro N, MacLean CH, Shekelle PG：JAMA 289：1976-1985, 2003
13) Pirozzo S, Papinczak T, Glasziou P：BMJ 327：967-972, 2003
14) Rothman R et al.：JAMA 290：1633-1640, 2003
15) Williams JW Jr, Simel DL：JAMA 270：1242-1246, 1993
16) Ebell M et al.：JAMA 284：2912-2918, 2000
17) Siminoski K：JAMA 273：813-817, 1995

18) Sauve JS et al.：JAMA 270：2843-2845, 1993
19) Heyman A, Wilkinson WE, Heyden S et al.：N Eng J Med 302：838-841, 1980
20) Wiebers DO, Whistant JP, Sandok BA, O'Fallon WN：Stroke 21：984-988, 1990
21) Hankey GJ, Warlow CP：BMJ 300：1485-1491, 1990
22) Sauve S, Sackett DL, Taylor DW, Barnett HJM, Haynes RB：FOX A, on behalf of the NASCET. Clin Res 40：304A. Abstract, 1992

◆◆◆ 参考文献 ◆◆◆

1) 鈴木富雄，伴信太郎：基本的診察法〔2〕—身体診察法概論，頭頸部の診察—．診断と治療 90（2）：293-299，2002

4 心臓の診察

心臓の診察 ─ Essential Minimum ─

仰臥位
a．視診
- 頸部（外頸静脈，内頸静脈）
- 胸部の拍動（正常では認めない）
- 心尖拍動（正常では認めない）

b．触診
- 頸動脈
- 胸部全体のサーベイランス（手掌で）

c．聴診
- 頸動脈（下顎角直下の分岐部で）
- 第2肋間胸骨右縁（膜型で）
- 第2肋間胸骨左縁（2音の分裂に注意）（膜型で）
- 第4肋間胸骨左縁（膜型で）
- 心尖部（3音，4音の有無に注意）（膜型・ベル型両方で）

左側臥位45度
a．視診
- 心尖拍動

b．触診
- 心尖拍動（1肋間のみ，2横指以内で触れるのが正常）

c．聴診（膜型・ベル型両方で）
- 心尖部（3音，4音の有無に注意）

I．仰臥位

a．視診

　心臓の診察は仰臥位で行うのを標準とします．

　この姿勢では外頸静脈は怒張しているのが正常です．わかりにくい場合は斜めからペンライトの光を当てます．怒張がない場合は脱水症や失血などによる循環血漿量の減少を示唆します．

　またこの姿勢では通常は心尖拍動がみられません．もし心尖拍動がみえる場合は左室拡大を示唆します．

　右房圧の評価には，内頸静脈を用いるべきとする意見もありますが，外頸静脈で評価してもよいでしょう[1]．

　内頸静脈を例に解説します．まず45度の姿勢の半座位までベッドの頭側を挙上させます．内頸静脈は外頸静脈と違い輪郭が確認できませんので，頸部の皮膚の表面に内部から伝わる内頸静脈の拍動を観察します．右頸部にペンライトの光を当て，皮膚が拍動している部分の最高点の高さを評価します（図22）．

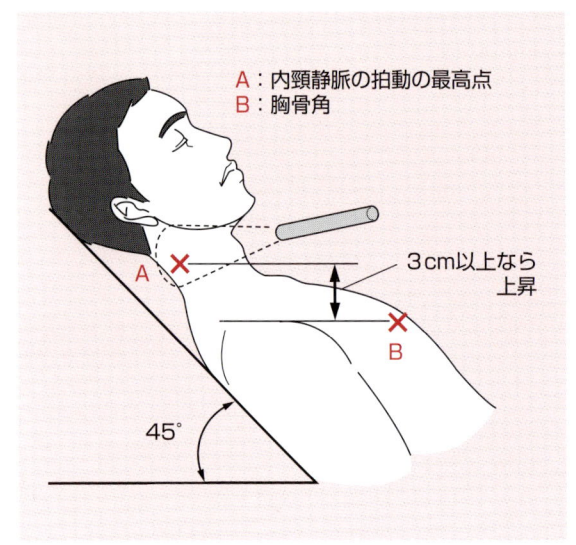

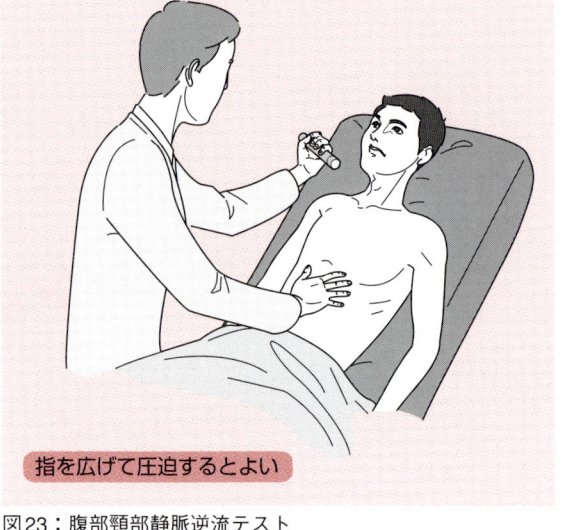

図22：内頸静脈の視診

A：内頸静脈の拍動の最高点
B：胸骨角
3cm以上なら上昇
45°

図23：腹部頸部静脈逆流テスト

指を広げて圧迫するとよい

表3　内頸静脈波と頸動脈波の鑑別 [2〜4]

特徴	静脈波	動脈波
波形	2相性の下降	1相性の下降
体位による変化	変動する	変動しない
呼吸による変動	吸気で最高点が低下する	変動しない
圧迫の影響	拍動を触知しない 波形消失	拍動を触知する 圧迫しても血管がつぶれない
腹部の圧迫	遠位側の血管が充満する 拍動は上方へ移動	変動しない

　内頸静脈は頸動脈の拍動点と見間違えやすいですが，頸動脈は触診で強く触れ，圧迫しても虚脱しませんが，内頸静脈は圧迫すると拍動が消失します．また頸静脈は拍動点の頭側の圧迫により血管が虚脱し，足側の圧迫により拡張しますのでこの点も頸動脈との鑑別の参考になります（**表3**）[2〜4]．

　右房圧の基準点は胸骨角の高さから5cm下と推定します（Lewis法）．胸骨角からの拍動の最高点までの垂直距離が3cm以上（推計右房圧8cmH$_2$O以上）を静脈圧の上昇とみなします．静脈圧の上昇が観察されたとき，実際の右房圧が8cmH$_2$O以上であることを示唆（陽性尤度比9.0）[1] します．簡易的には，胸骨角から4.5cmを正常上限とする「45度で4.5cm」と覚えていてもよいでしょう[2]．

　内頸静脈の観察による静脈圧の推定は，術前評価で臨床的に有用です．術前に静脈圧の上昇を観察するときは，術後の肺水腫（陽性尤度比11.3）や心筋梗塞や心臓死（陽性尤度比9.4）を強く示唆します．しかし，内頸静脈の観察は駆出率の推定にはまったく役立ちません[1]．

　腹部頸部静脈逆流テスト（abdominojugular test）では腹部の真ん中を10秒間強く押さえ（**図23**），その間ずっと頸静脈の拍動点が4cm以上の上昇を保てば陽性です．手を放したときに拍動点が4cm以上下がるのを観察するとわかりやすいでしょう．このテストは左房圧が15mmHg以上であることの指標となります（陽性尤度比8.0，陰性尤度比0.3）[1]．

　動脈の拍動が一定であるにもかかわらず，頸静脈で間欠的に大砲波を認めれば，房室解離を示唆します（陽性尤度比3.8，陰性尤度比0.1）[1]．

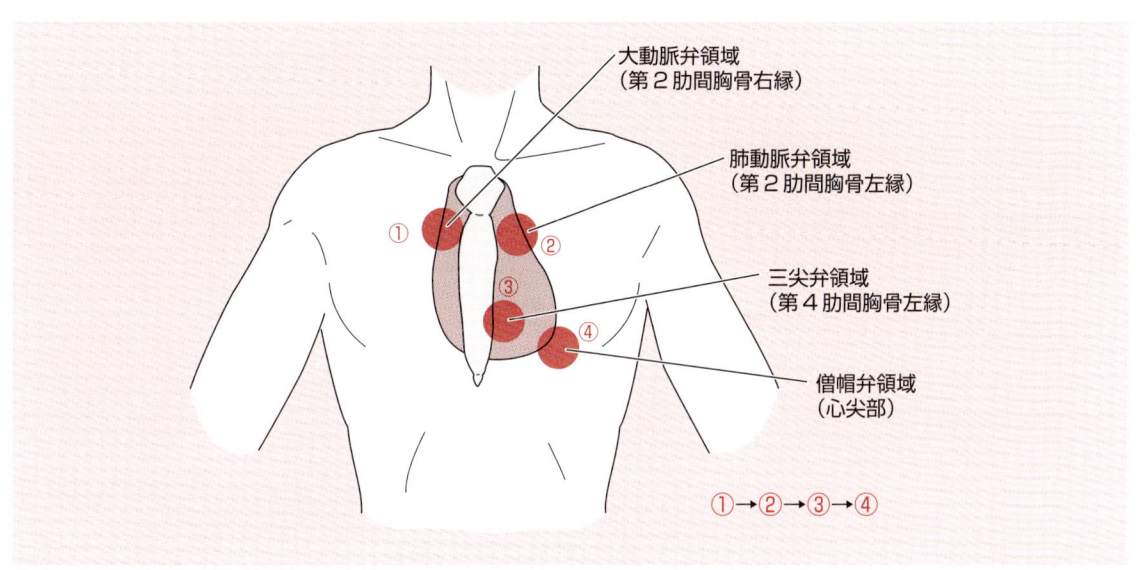

図24：心臓の聴診の領域

大動脈弁領域（第2肋間胸骨右縁）
肺動脈弁領域（第2肋間胸骨左縁）
三尖弁領域（第4肋間胸骨左縁）
僧帽弁領域（心尖部）

①→②→③→④

b. 触診

第1章の「診察のマナー」で記述したことでもありますが，患者に不快感を与えないように手を温めておくことが大切です．

左前胸部全体をざっと触診し，胸壁の拍動の有無，振戦の有無を調べます．

臥位では心尖拍動は成人の25〜40％で触知できます．臥位の触診で，心尖拍動が鎖骨中線より外側にあれば心胸郭比が50％以上（陽性尤度比3.4），駆出率が50％未満（陽性尤度比5.7），左室の拡張末期容量の増加（陽性尤度比8.0），肺毛細管楔入圧が12mmHg以上（陽性尤度比5.8）であることを示唆します．心尖拍動を鎖骨中線より内側に触れることの診断的意義は低いです[1]．

c. 聴診

手と同様に使用前に聴診器も温めておきます．

頸動脈の聴診は両側の下顎角直下の分岐部から甲状腺の両葉までベル型を用いて行います．聴診するときは呼吸を止めてもらい自分も呼吸を止めて，血管雑音の有無を確かめます．無症候の成人における頸動脈の雑音は，5年以内の同側の脳梗塞，一過性脳虚血の増加や，虚血性心疾患の増加を示唆するというコホート研究が存在しますが，早期治療による予後改善は示されていません．また75歳以上の高齢者では，血管雑音の有無は予後に影響しません[5]．

心音を聴取するときには患者に息を止めてもらい，同時に検者も息を止めるのが原則です．

図24のような順番でそれぞれの領域の聴診をしていきますが，各領域において1音，2音，3音，4音，収縮期雑音，拡張期雑音をそれぞれ順番に，別々に意識を集中しながら聴いていきます．

通常の心音では，低くやや長い第1音とやや高く短い第2音が存在し，順にラブ-ダップと聞こえます．1-2音の間が収縮期，2-1音の間が拡張期であり，拡張期の方が収縮期より長いのが一般的です．右内頸動脈の拍動を左手で触知しながら心音を聴くと，1, 2音を同定しやすいでしょう（図25）．1音は頸動脈拍動の直前に聴取されるので，頸動脈拍動をCとすると，1-C-2, 1-C-2のリズムとなります[2]（図26）．

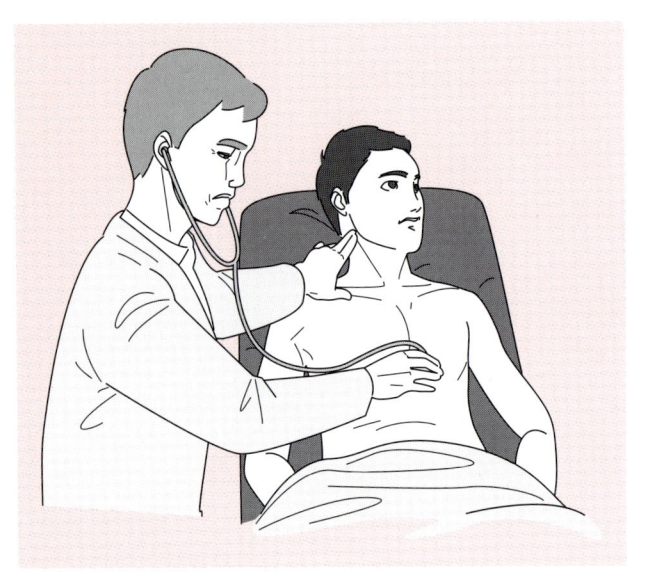

図25：1，2音の同定

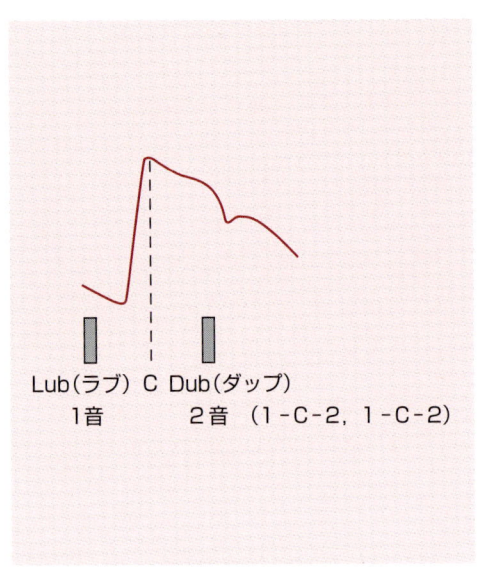

図26：1，2音と頸動脈拍動のタイミング

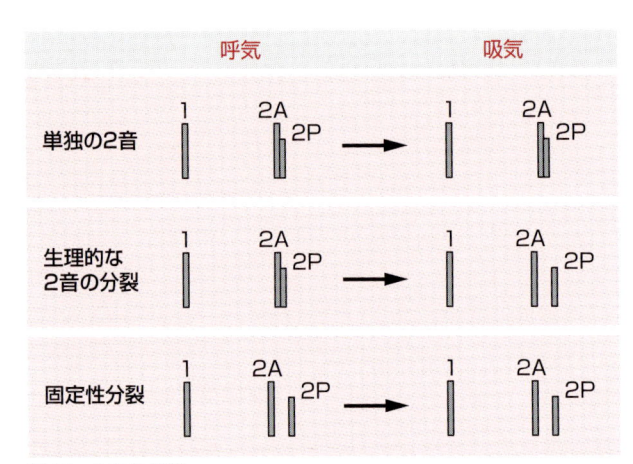

図27：2音の分裂

① 1音[1]

1音は房室弁の閉鎖によって生じます．三尖弁による音はきわめて小さく，通常は僧帽弁の音を聴いていることになります．1音は音の大きさが重要で，心尖部で最も大きく聴こえることが多いです．1音の大きさを規定する因子は2つあります．1つは心室の収縮力であり，収縮力が強いほど1音は大きく聴こえます（例：発熱時に1音は増大する）．もう1つの因子は心室収縮と弁の開放のタイミングです．心室収縮が始まった時点で弁がより開放しているほうが1音は大きくなります（例：PR時間が短いほど1音は大きい）．

脈拍が一定であるにもかかわらず1音の強さが変化しているときは，房室解離を強く示唆します（陽性尤度比24.4）．

② 2音[1]

2音は心基部（第2肋間胸骨右縁と左縁）で最もよく聴こえます．半月弁の閉鎖により生じ，大動脈弁成分（2A）と肺動脈弁成分（2P）の2成分より構成されます．正常では，2Aが2Pよりやや先行します．2音

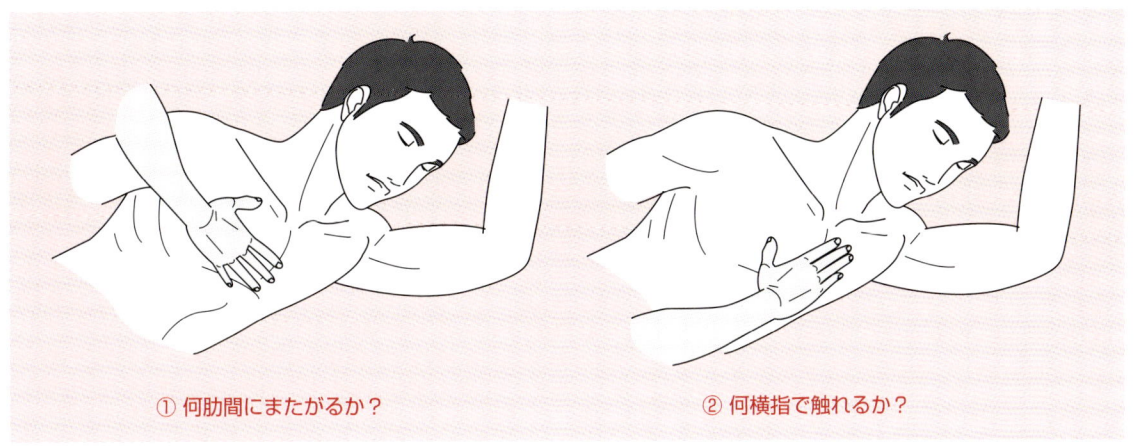

① 何肋間にまたがるか？　　　　　　　② 何横指で触れるか？

図28：心尖拍動の触診（2方向から）

は分裂の有無が一番重要です．2音の分裂は第2，3肋間胸骨左縁でしか聴取できないことが多く，ゆっくりと深呼吸をしてもらうと聴きやすいでしょう．正常心の成人では，呼気時には90％で2音は単独に聴こえ，吸気時には65～75％で分裂（正常吸気性分裂）して聴こえます（図27）．これは，吸気時に静脈還流が増加し，右室の1回拍出量が増すことで2Pが遅れ，左室駆出時間は反対にやや短縮して2Aが前進するためです．生理的な2音の分裂は臥位で聴こえ，座位で消失することが多く，高齢者ほど2音は単独に聴こえます．以上を踏まえると，「座位で呼気時の分裂」を認めれば異常である可能性がありますので，それを目安に聴診しましょう．

③ 3音，4音

3音，4音は低周波音で，心尖部でのみ聴こえることが多いため，ベル型で聴診するのは通常は心尖部だけでよいでしょう．もし聴取したらベル型のまま強く押しつけてみるか，膜型にしてみると低周波音である3音，4音は通常聴こえなくなります．臥位よりも左側臥位のみで聴こえることが多く，詳細については左側臥位の診察の部分で述べます．

II．左側臥位45度

視診，触診，聴診

心尖拍動を視診した後，触診します．成人では心尖拍動は50％で触知できます[1]．直径4cm以上（3横指以上，2肋間にわたって）の触知は左室の拡張末期容量の増加を意味します（陽性尤度比4.7）[1]（図28）．

持続的な心尖拍動（収縮期間中ずっと外方運動を続け，2音で降下し始める）は大動脈性の駆出性心雑音を認めるとき，重度の大動脈弁狭窄を示唆します（陽性尤度比4.1）．心基部の拡張早期雑音を認めても，心尖拍動の拡大を認めないときは中等度から重度の大動脈弁逆流症がないことが強く示唆されます（陰性尤度比0.1）[1]．

① 3音[1]

3音の存在は心収縮率の低下（陽性尤度比3.8～4.1）と左房内圧の上昇（陽性尤度比5.7）を示します．3音が聴こえなければ，心収縮率は0.3より大きい（陰性尤度比0.3）と考えられます．

呼吸困難で救急外来を受診した患者で3音を聴取すれば，心不全であることを強く示唆します（陽性尤度比11）[6]．

術前評価で，3音は周術期の肺水腫のリスクの増大（陽性尤度比14.6）を強く示唆し，周術期の心筋梗塞の発生や心臓死のリスクの増大（陽性尤度比8.0）を示します．

また急性の胸痛患者で3音を認めるときは心筋梗塞を示唆します（陽性尤度比3.2）[7]．

② 4音[1]

3音と比較すると4音の臨床的意義は低く，心筋梗塞後の5年生存率が低下することを弱く示す（陽性尤度比3.2）程度です．

Ⅲ．心雑音

① 心雑音を聴取するとき

収縮期と拡張期それぞれ順番に集中して聴く必要があります．心雑音は強さ（表4），最強点，雑音の性状（音の高さ），タイミングと放散の有無が重要です（表5，6）．

各心臓弁膜症に特徴的とされる心雑音の感度，特異度には非常にばらつきがあり，確定診断に寄与する意味も，疾患ごとに大きく異なることを認識しておきましょう．

② 特徴的な雑音を聴取するとき

特異度がきわめて高く，特徴的とされる心雑音を聴取することによって弁疾患が強く示唆されるのは，軽度以上の三尖弁逆流症（陽性尤度比14.6），軽度以上の大動脈弁逆流症（陽性尤度比9.9），肺動脈弁逆流症（陽性尤度比17.4）の3つです．

一方，大動脈弁狭窄症（陽性尤度比3.3）と僧帽弁逆流症（陽性尤度比5.4）は特異度が低いです．これは大動脈弁狭窄症と僧帽弁逆流症の雑音は互いに区別がむずかしく，さらにほかの弁疾患の雑音とも混同されやすいためです[1]．

③ 特徴的な雑音を聴取しないとき

左心系の弁疾患の場合は感度が高いため，特徴的な雑音が聴取できなければ中等度以上の病変は否定できます．中等度以上の大動脈弁狭窄症に対する陰性尤度比は0.1で，中等度以上の僧帽弁逆流症に対する陰性尤度比は0.2です[1]．

一方右心系の弁疾患の感度は低いため，特徴的な雑音を聴取しなくても弁疾患は否定できません[1]．

④ 機能性の収縮期雑音[1]

収縮期の心雑音は若年成人の5〜52％，高齢者の29〜60％で聴取できます．これらのうち若年成人では90％以上，高齢者でも半数以上は機能性の雑音です．

機能性の収縮期雑音は短い，収縮前期もしくは中期のLevine Ⅱ度以下の雑音です．胸骨左縁の限定された部位で聴取され，立位，バルサルバValsalva手技などで弱くなり，頸静脈，心尖拍動，大動脈の拍動や心音で異常を認めないものと定義されます．収縮期雑音でこの基準を満たさず，機能性雑音以外であると判断された場合に，弁疾患の陽性尤度比は38.3と大変高いですが，陰性尤度比は0.3とあまり低くありません．弁疾患の診断に対して心雑音の感度はきわめて高いですが，特異度はあまり高くありません．

表4　心雑音の分類（Levineの強度分類）

Ⅰ度	最も微弱な雑音で聴診を始めて数拍目までは確認できないほど弱い音
Ⅱ度	聴診器を当てて直ちに聴こえる音のうち最も弱い音
Ⅲ度	Ⅱ度とⅤ度の中間で弱い音であるが明瞭に聴き取れる
Ⅳ度	Ⅱ度とⅤ度の中間で強い音であり耳の近くに聴こえる
Ⅴ度	非常に強いが聴診器を胸壁から離すと聴こえなくなる
Ⅵ度	聴診器なしでも聴こえるきわめて強い音

表5　心雑音が聴かれた場合の観察のポイント

「A〜Fと覚える」

A：Amplitude：雑音の強さはLevine分類で何度か．
B：Best heard area：雑音の最強点は何処か．
C：Character：雑音の性状は？（例：雷鳴様，楽音様など）
D：Diastolic vs systolic：収縮期雑音か拡張期雑音か．
E：Ejectional vs regurgitant：駆出性雑音か逆流性雑音か．
F：Further radiation：放散は？

［例］Ⅳ/Ⅵの第2肋間胸骨右縁に最強点のある荒々しい音色の収縮期の駆出性雑音で，主に頸部に放散している．

表6　心雑音のタイミングと部位による分類[1]

雑音のタイミング	病名の例	部位
収縮期雑音		
収縮早期	三尖弁逆流症（低圧）	LLSB
収縮中期	大動脈弁狭窄症	R base, LLSB, Apex
収縮後期	僧帽弁逸脱症	Apex
全収縮期	三尖弁逆流症（高圧）	LLSB, Apex
拡張期雑音		
拡張早期	大動脈弁逆流症	LLSB
拡張中期	肺動脈弁逆流症（低圧）	L base
拡張中期，収縮前期もしくは両方	僧帽弁狭窄症	Apex
連続性雑音	動脈管開存症	L base

LLSB：第4肋間胸骨左縁　　R base：第2肋間胸骨右縁
Apex：心尖部　　L base：第2肋間胸骨左縁

⑤ 収縮期心雑音の鑑別ポイント

　収縮期雑音のタイミングと聴取部位のみで，弁疾患を鑑別することは困難です（例：大動脈弁狭窄症と僧帽弁逆流症）．さらなる鑑別は収縮期雑音がリズムの変化，さまざまな手技（バルサルバ手技，蹲踞姿勢，下肢挙上など）によってどう変化するか，雑音の性状，2音との関係などの情報をもとになされますが，詳細は成書を参照してください．

コラム

心臓の打診を省略するわけ

　打診による心臓の辺縁の推定誤差は平均1cmであり，心臓の左縁，右縁ともに実際より1cmほど左寄りに評価されます．臥位の患者で濁音界が胸骨中線から10.5cm以上であった場合，心胸郭比が50％以上となる陽性尤度比は2.5で陰性尤度比が0.05です．陰性であった場合は心胸郭比が50％未満と強く示唆されますが，心胸郭比が50％より大きいかどうかということ自体の臨床的意義が不明ですので，打診の有用性を示すことにはならないのです[1]．

◆◆◆ 引用文献 ◆◆◆

1) Steven McGee：Evidence-Based Physical Diagnosis, W.B. Saunders Company, 2001
2) Constant J：Bedside Cardiology, Boston, Little, Brown & Co., 1985
3) Cook DJ, Simel DL：JAMA 275：630-634, 1996
4) Badgett RG et al.：JAMA 277：1712-1713, 1997
5) Sauve JS et al.：JAMA 270：2843-2845, 1993
6) Wang CS et al.：JAMA 294：1944-1956, 2005
7) Panju AA：JAMA 280：1256-1263, 1998

◆◆◆ 参考文献 ◆◆◆

1) 鈴木富雄，伴信太郎：基本的診察法〔3〕—胸部・乳房の診察—．診断と治療 90（3）：475-482，2002

5 胸部の診察

> 胸部の診察 — Essential Minimum —

座位［前向き］
1. 前胸部
   a. 視診（目印：胸骨角，剣状突起）
      - ☐ 胸壁：…左右差，変形，鎖骨上陥凹，肋間陥凹
   b. 打診
      - ☐ 肺：…左右差（右肺尖は第1指を置く）
   c. 聴診（軽く開口して，口で深呼吸をする）
      - ☐ 肺：…左右差

座位［後向き］
2. 背部
   a. 視診（目印：隆椎［第7頸椎］，肩甲骨下角）
      - ☐ 胸壁：…左右差，変形
   b. 聴診
      - ☐ 肺：…左右差
   c. 打診
      - ☐ 肺：…左右差
   d. 叩打痛［背部痛（＋）のときに行う診察］
      - ☐ CVA
      - ☐ 脊椎骨棘突起

特別な診察［打診，聴診で異常所見がある場合のみ］
   a. 触診，b. 聴診
      - ☐ 声音振盪

最初に強調しておきますが，胸部の診察は肺疾患の診断に非常に有用です．しかし全体として感度が低く，特異度が高いという特徴を持っていることを認識しておくことが重要です（コラム1参照）．

座位［前向き］

1. 前胸部

a. 視診

普通に呼吸しているときは肋間の陥凹は通常認めませんが，呼吸障害がある場合には鎖骨上窩や肋間の陥凹が出現します．

前胸部の指標は胸骨角と剣状突起です．中でも胸骨角は，心臓の聴診のときに重要な指標となる第2肋骨が，胸骨に付着している部位にあるということと，気管の分岐部に相当するということで，両方の目印として重要です．剣状突起は両側の肋骨弓が融合する位置にあります（図29）．診察している場所が肺の各部分のどこに当たるのかをイメージしながら診察することが大切です（図30）．

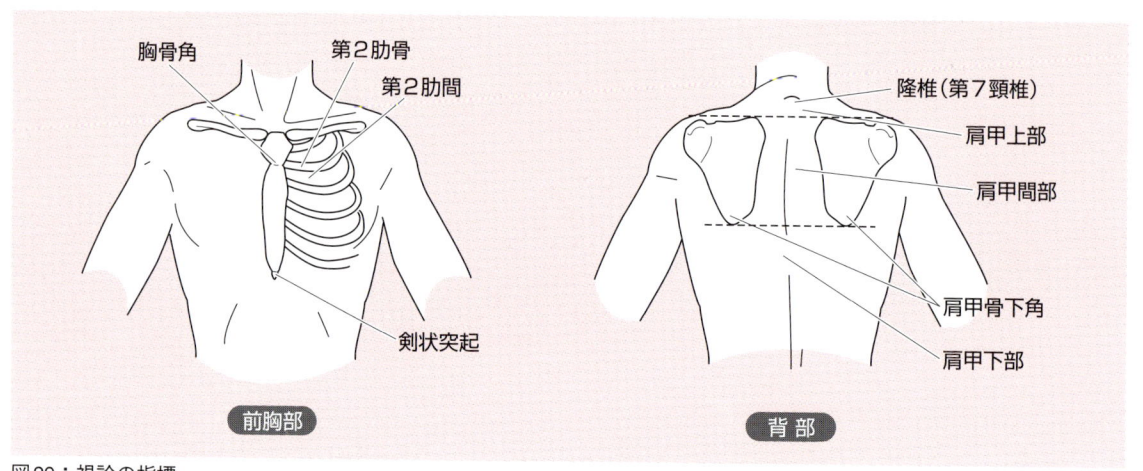

図29：視診の指標

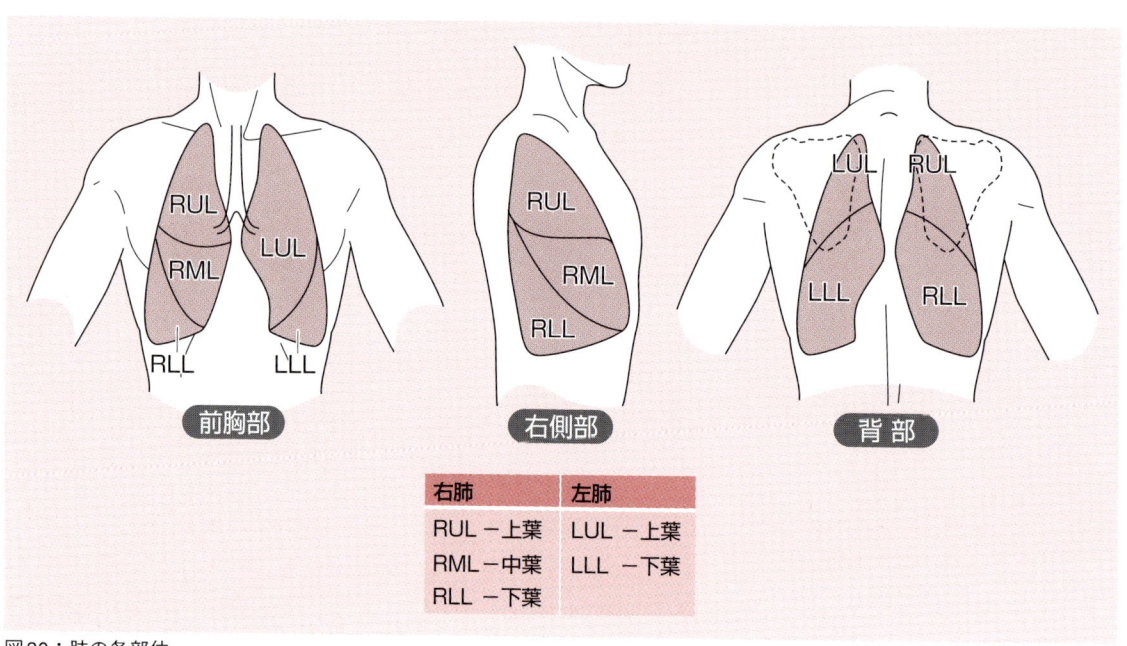

図30：肺の各部位

右肺	左肺
RUL－上葉	LUL－上葉
RML－中葉	LLL－下葉
RLL－下葉	

　慢性閉塞性肺疾患（COLD）における樽状胸郭は所見として有名です．成人の正常な胸郭では，左右径に対する前後径の比（胸郭比）は0.70〜0.75程度で，年齢とともに増加し上限が約0.9です．COLDにおける胸郭比は0.90をこえるとされていますが，その疫学的な数字は整理されていません[1]．

　通常は横隔膜のみが呼吸で使われる筋肉ですが，重度のCOLDでは，呼吸補助筋の利用（吸気時の胸鎖乳突筋と斜角筋群の収縮と定義）を観察することができます．ある研究ではCOLDの急性増悪で入院した患者の90%以上が入院時に呼吸補助筋を利用していたのが，第5病日には半分以下になっています[1,2]．

b. 打診[1, 3〜8]

　図31のような順番で肺野を打診し，引き続き聴診もこの順番で行います．

　右肺尖だけは第3指を置いて打診すると鎖骨を斜めに指が横切ることになりますので，第1指を置いて

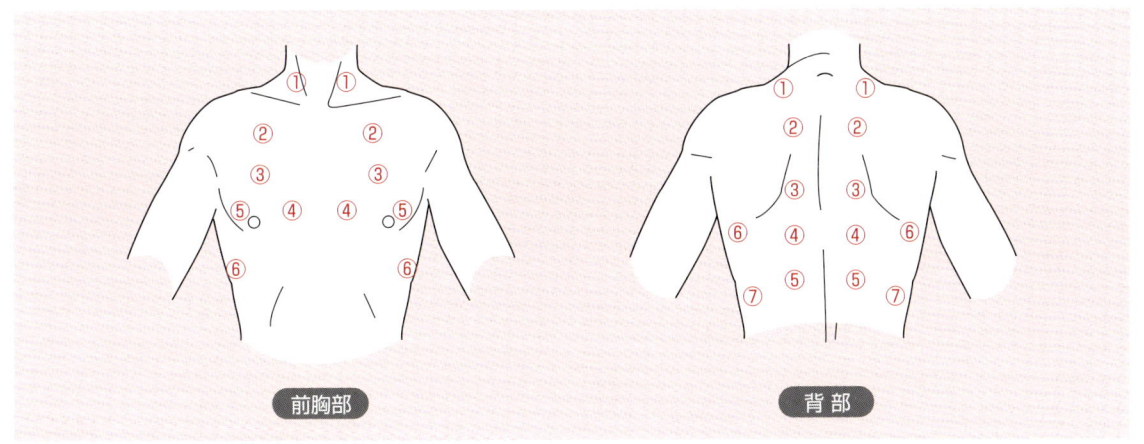

図31：打診の順番（聴診も同様に）

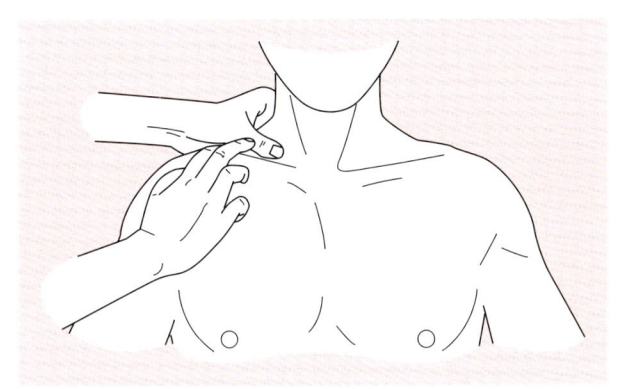

図32：右肺尖部の打診

打診します（図32）．
　打診濁音（左右比較）は，発熱や咳のある患者での肺炎を弱く示唆します（陽性尤度比3.0）．
　一般的に打診濁音は，胸水に対する感度は高いですが，肺実質病変（硬化像）に対する感度は，大変低いとされています．
　また長期間の喫煙者で，右上の前胸部で高度の共鳴音を認めれば，COLDを示唆します（陽性尤度比5.1）．

c．聴診

　鎖骨上窩は狭いので，ベル型を使って聴診します．
　肺音は正常でも聴こえる呼吸音と，病的な状態にのみ聴こえる副雑音に分かれますが，聴診の音はできるだけシンプルに表現します（表7）[9]．

① 呼吸音[1, 3〜8]

　肺胞呼吸音は吸気では聴こえますが，呼気ではほとんど聴こえません．気管支音は吸気よりも呼気に強く聴こえる音で，通常の肺胞呼吸音が聴こえる部位で聴こえると異常所見です．気管支肺胞音は気管支音と肺胞音の中間にあたり，気管音は頸部で聴こえる音で気管支音をより強くしたような音です．それぞれの音が通常聴取される部位を示します（図33）．

表7 肺音の分類・用語[9]

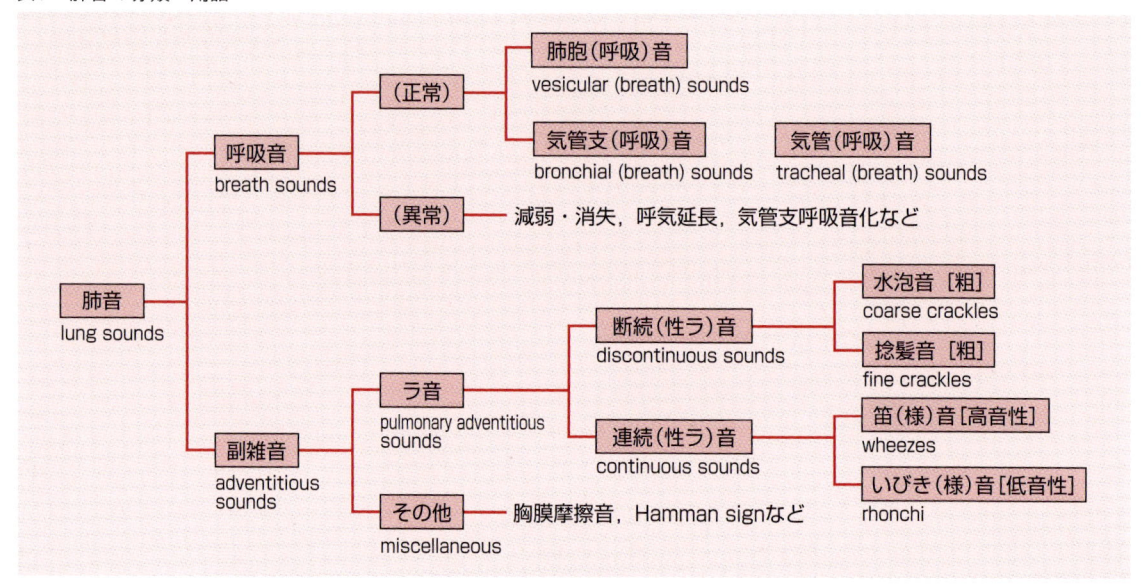

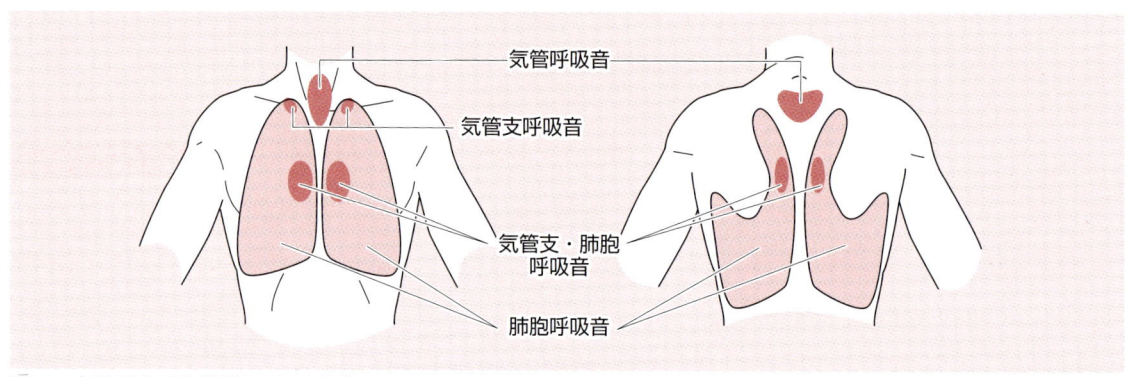

```
肺音                呼吸音      (正常) ─┬─ 肺胞(呼吸)音 vesicular (breath) sounds
lung sounds       breath sounds      │
                                     ├─ 気管支(呼吸)音 bronchial (breath) sounds
                                     │
                                     └─ 気管(呼吸)音 tracheal (breath) sounds
                              (異常) ── 減弱・消失，呼気延長，気管支呼吸音化など

                  副雑音       ラ音 ─┬─ 断続(性ラ)音 discontinuous sounds ─┬─ 水泡音［粗］coarse crackles
                  adventitious       │                                    └─ 捻髪音［粗］fine crackles
                  sounds    pulmonary│
                            adventitious └─ 連続(性ラ)音 continuous sounds ─┬─ 笛(様)音[高音性] wheezes
                            sounds                                         └─ いびき(様)音[低音性] rhonchi
                            その他 ── 胸膜摩擦音，Hamman signなど
                            miscellaneous
```

図33：各呼吸音が通常聴取される部位

　発熱と咳のある患者では，呼吸音の減弱や気管支音の存在は肺炎を弱く示唆します（陽性尤度比2.3，3.3）．

② 副雑音[1, 5〜10]

　副雑音はラ音とその他の音に分かれますが，ラ音はさらに断続性ラ音と連続性ラ音に分かれます（表7）．

crackles

　cracklesは微細なものであれば，健康人でも60％近くで，とくに前胸部に認めます．
　咳と発熱の患者におけるcracklesは肺炎を弱く示唆します（陽性尤度比2.0）．
　各疾患の鑑別上，cracklesの聴取される時相はとくに重要です（表8）．例えば吸気早期のcracklesは中等症以上のCOLDに特異的です．これには中枢気道のコンプライアンスが関係していると言われています．重症肺気腫（$FEV_1/FVC<0.44$）の診断に関しての吸気早期crackles聴取はかなり有用な所見で，陽性尤度比20.8，陰性尤度比0.1となります．

表8 cracklesの特徴

診断	1吸気あたりのcrackles	cracklesのタイミング	cracklesの型
肺線維症	6〜14	吸気後期(0.5→0.9)	微細
うっ血性心不全	4〜9	吸気後期または全期(0.4〜0.8)	荒い〜微細
肺炎	3〜7	吸気全期(0.3→0.7)	荒い
慢性気道閉塞	1〜4	吸気前期(0.3〜0.5)	荒い〜微細

タイミングの項目の数字は，吸気全期間におけるcracklesの始まりと終わりのタイミングを示している．
(0.5→0.9)は吸気の真ん中(0.5)で始まり，吸気全体の90％の時点(0.9)で終わることを示している．

wheezes

非努力性の喘鳴（wheezes）はなんらかのCOLDを示唆します（陽性尤度比6.0）が，努力性の喘鳴は診断価値がありません．それは，健康人でも強い努力性呼吸で喘鳴様の音を出すことができるためです．

喘鳴の長さ，音調，大きさのうち，前2者は閉塞の程度と相関関係にあります．喘鳴が長ければ閉塞は強く，高調の喘鳴は低調音より強い閉塞を示します．しかし，喘鳴の強さは閉塞の程度と相関を示しません．重度の閉塞では，かえって喘鳴音が弱くなるからです．

座位［後向き］

2. 背部

a. 視診，聴診，打診

前胸部の診察が一通り終了した後，背部の診察に移ります．その時点で前胸部の聴診のために検者は聴診器を耳にはめていますので，聴診器をはずさずにそのまま患者に後ろを向いてもらい，次に聴診，打診の順番に背部の診察を行い同時に視診もすればよいでしょう．

背部の視診の指標は隆椎（第7頸椎）の棘突起で，首を前に曲げてもらうと目立ってわかりやすいです．もう1つの指標として，肩甲骨の下角を用い区域分類されます（図29, 30, 31）．

b. 叩打痛[11〜13]

背部痛があるときの特別な診察を2つ示します．

腎盂炎のときには肋骨脊柱角costovertebral angleに叩打痛がみられます（CVA tenderness）（図34）が，その所見がどの程度の有用性を持つのかは明らかではありません．

脊椎自身の叩打痛があるときは，椎体圧迫骨折，脊椎カリエスなど脊椎のなんらかの疾患が疑われます．脊椎の棘突起をまず同定し，椎体を1つずつ指先で確認しながら叩いていきます．そのときに背中を丸めてもらうと棘突起がわかりやすくなります．

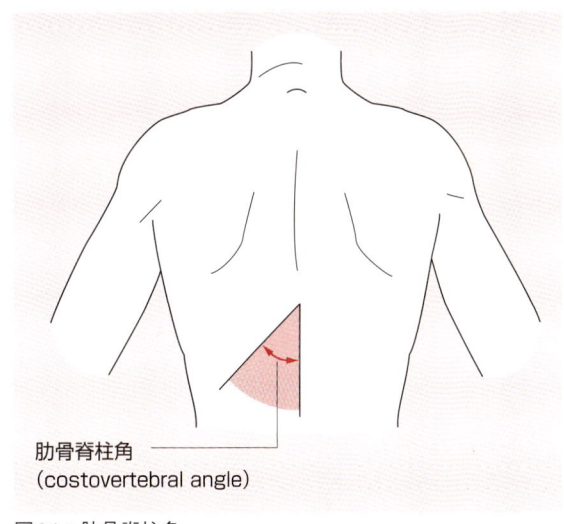

図34：肋骨脊柱角

コラム 1

肺の身体所見は感度が低い

　一般に，肺疾患に対する身体所見の感度は低いといえます．肺炎，胸水，COLDなどの診断に対する有用な所見として，打診濁音，呼吸音減弱，気管支呼吸音，ヤギ声，cracklesなどを列挙して比較してみると，軒並み感度が低いことに気づきます．ほとんどが感度20%前後で，特異度が90%前後です．

　所見があれば，それぞれの疾患を疑う目安となりますが，所見を得られなくても否定できないということになります．例えば「cracklesが聴こえないから肺炎は否定できる」との判断は間違っているといえます．

　また，「CTで肺炎があるはずなのに，cracklesが聴こえない」ことを繰り返し経験すれば，身体所見を熱心にとるmotivationが低下してしまうかもしれません．

　しかし，個々の身体所見を組み合わせることによって，全体の感度は上昇します．診断過程で疾患の確率を低く（rule out）できないかもしれませんが，確率を高く（rule in）するには大いに利用できるという特性をよく理解して，積極的に診察を行ってください．

コラム 2

肺の特別な診察[1,5,14]

　前胸部，背部にかかわらず，もし打診，聴診で異常所見が認められれば，声音振盪（vocal fremitus）の診察をします．「ひとーつ，ひとーつ」と患者に言わせ，その胸壁に検者の両手の尺骨側を図のように当て，手に伝わる振動の左右差を比較します（図35）．

　次に同じ部位に聴診器を当て，同様に声を出してもらい，聴取される音の大きさと高さの左右差を比較します．

　肺炎や大きな肺梗塞では，患側の声音振盪や聴診器に伝わる音の響きが大きくなり，気胸，胸水，無気肺では患側の音の響きは小さくなります．急性の咳の患者で，声音振盪の増強は肺炎を示唆します（陽性尤度比8.0）．

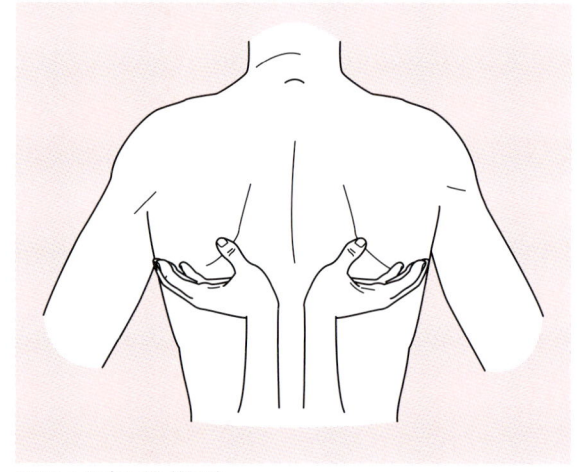

図35：声音振盪（触診）

　また音の高さを比較すると，「イー」という声が「アー」や「エー」に聴こえることがあり，ヤギ声（egophony）といいます．咳と発熱がある患者でヤギ声があれば，肺炎が示唆されます（陽性尤度比4.1〜8.0）．

◆◆◆ 引用文献 ◆◆◆

1) Steven McGee：Evidence-Based Physical Diagnosis, W.B. Saunders Company, 2001
2) Badgett RG et al.：Am J Med 94：188-196, 1993
3) Metlay JP et al.：JAMA 278：1440-1445, 1997
4) Joyce EW：Arch Intern Med 159：1082-1087, 1999
5) Heckering PS et al.：Ann Intern Med 113：664-670, 1990
6) Melbye H et al.：Scand J Prim Health Care 6：111-117, 1988

7) Gennis P et al.：J Emerg Med 7：263-268, 1989
8) Melbye H et al.：Scand J Prim Health Care 10：226-233, 1992
9) 日本医師会雑誌 94（12）：2052, 1985
10) Nath AR et al.：Thorax 29：223-227, 1974
11) Deyo RA et al.：JAMA 268：760-765, 1992
12) Eskelinen M et al.：European Urology 34：467-473, 1998
13) Bent S et al.：JAMA 287：2701-2710, 2002
14) Diehr P et al.：J Chron Dis 37：215-225, 1984

◆◆◆ 参考文献 ◆◆◆

1) Bickley LS：Bates' Guide to Physical Examination and History Taking, Lippincott Williams & Wilkins, 2002
2) 鈴木富雄，伴信太郎：基本的診察法〔3〕―胸部・乳房の診察―．診断と治療 90（3）：475-482，2002

6 乳房の診察

> **乳房の診察 — Essential Minimum —**
>
> **座位4姿勢（手を下ろす，手を腰に当てる，手を挙上させる，前傾姿勢）**
>   視　診
>   　□ 左右差，変形
> **仰臥位（片手を挙上）**
>   触　診
>   　□ 腫瘤の有無，圧痛
>   　□ 乳頭（分泌物）
> **座位**
>   触　診
>   　□ 腋窩リンパ節，鎖骨上下リンパ節

乳房は大きく4つの領域に分けて考えます．上外側領域と上内側領域で乳癌の75％を占めますので，この部位はとくに注意して診察します（図36）．

診察による乳癌の最終的な陽性尤度比と陰性尤度比はそれぞれ10.6と0.47です．異常を認めたときは乳癌を強く示唆しますが，偽陰性も多いことに注意が必要です[1]．

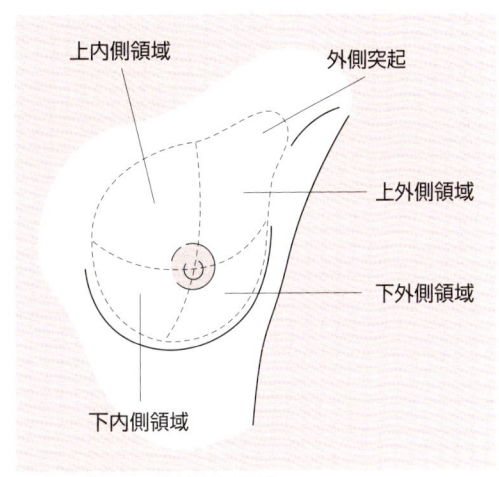

図36：乳房の4領域（左乳房）

座位4姿勢

視診

座位にて両手を自然に下ろした姿勢，腰に手を置いた姿勢，両手を挙上した姿勢，やや前かがみになって乳房を自然にたらした前傾姿勢を順次患者にとらせます．乳房の変形やくぼみ，皮膚の色などの左右差を見ます（図37）．

診察による乳癌検診において，視診よりも圧倒的に多数は触診で発見されるため，ルーチンの視診は割愛して，触診で異常を認めるもののみに上記の視診を行うのが効率的であると思われます[1]．

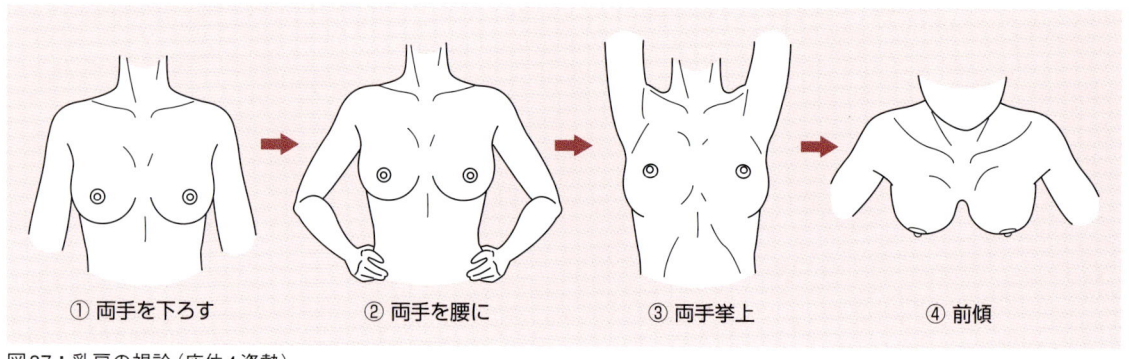

① 両手を下ろす　② 両手を腰に　③ 両手挙上　④ 前傾

図37：乳房の視診（座位4姿勢）

仰臥位

触診

　乳房の触診法にはまだ確立したスタンダードと呼べるものはありませんが，現時点で最も確立されていると思われるMammacare methodを紹介します[1, 2]．
　触診のポイントは以下の5点です．
　①被検者の姿勢　②触診する範囲　③診察手順　④指の使い方　⑤診察時間

① 被検者の姿勢

　触診を効率よく行うためには，仰臥位で乳房を胸壁に押しつけて平らにすることが重要です．乳房の外側を平らにするには，図38aのように背中を地面につけたまま，下半身は触診する乳房と反対側にひねり，同側の手を額に当てる姿勢をとります．乳房の内側を平らにするには仰臥位のまま，図38bのように同側の肘を肩と同じ高さに来るまで挙上します．

② 触診の範囲

　乳腺組織をくまなく触診するためには，上方は鎖骨，外側は腋窩中線，下方はブラジャーのライン，内側は胸骨体までを範囲とします．

③ 診察手順

　図38aのように腋窩から始め，まっすぐ下方にたどります．下限までたどりついたら，そのままわずかに内側にずらし，上方までたどります．これを繰り返していきますが，内側にずらす際は前の列と重なりが出るように心がけると見逃しが少なくなります．この診察手技は乳頭を中心にらせん状に診察する方法よりも，見逃しが少ないとされています．

④ 指の使い方

　触診には，中手指節関節を軽く曲げた状態で，第2指から第4指までの3つの指を重ねて用います．指腹で小さなコインの円周をなぞるように円を描きます（図39）．各ヵ所で計3回ずつ，最初は軽く，次は中等度，最後に強く押さえて円を描きます．

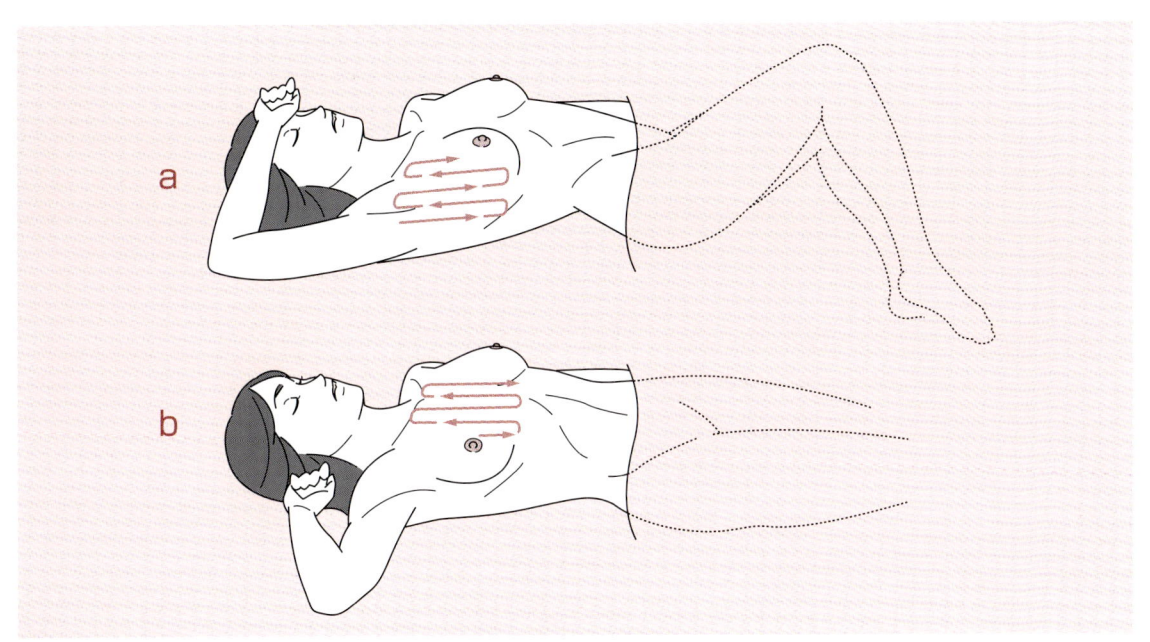

図38：乳房の触診

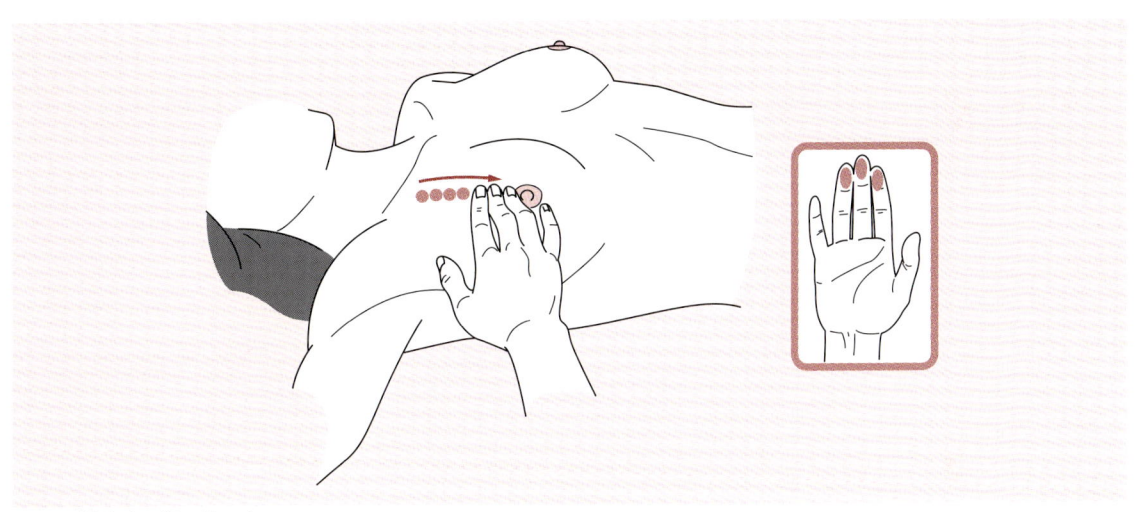

図39：触診時の指の使い方

⑤ 診察時間

　通常のサイズの乳房を丁寧に診察すると，両側合わせて約6分を要します．

　腫瘤を触れれば位置，大きさ，固さ，表面の様子（分葉状，平滑など），可動性，圧痛の有無，左右差を調べます．

　腫瘤が硬いこと，表面が平滑でないこと，可動性が悪いことはそれぞれ乳癌を示唆します（陽性尤度比6.2，6.0，4.0）．しかし，いずれの所見も感度は低く，陰性尤度比は0.5前後です．すなわち10個の乳癌腫瘤のうち，4つは硬くなく，4つは表面が平滑で，6つは可動性が良好であると言えます[3]．

　さらに患者が最初から乳房のしこりを訴えて来院した場合，その経過自体が，乳癌を強く示唆します（陽性尤度比55）[4]．

図40：腋窩リンパ節の触診　　図41：腋窩リンパ節

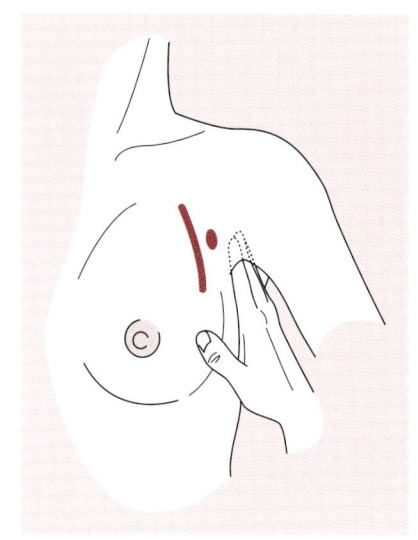

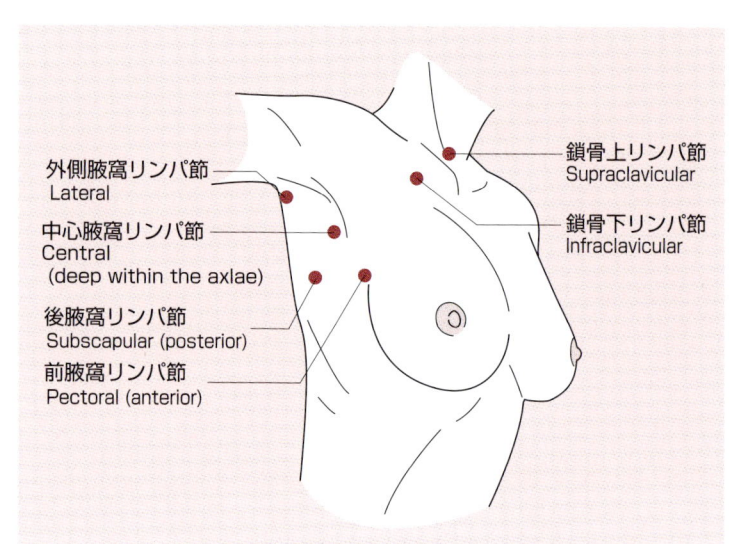

いずれにせよ，腫瘤の性状にかかわりなく，腫瘤を認めたときは二次精査を行うことが望ましいといえます．

また，触診時に乳頭を軽く絞るように触診して分泌物の有無をみてもよいですが，分泌物の有無は乳癌の診断に寄与するとはいえません．ある研究によると，触診で腫瘤を認めない場合に最終的に癌と診断されたのは，乳汁の自然分泌のあった151人のうち3人（2%），触診の刺激による乳汁分泌のあった178人のうち0人（0%）でした[5]．

座位

触診

最後に座位にて腋窩リンパ節，鎖骨上下リンパ節を触診します．鎖骨上リンパ節については第3章に記述しましたのでここでは割愛します．

腋窩リンパ節の診察は比較的強く圧迫するため，被検者にとっては不快を伴う可能性が高いです．その旨をあらかじめ伝えてから診察をしましょう．

左の腋窩を診察するときは，検者は自らの左手で被検者の左腕を支えて，右手で診察します．腋窩中央部で右手を鎖骨中線方向，上方へ奥深くまで差し込み，指腹で胸壁を下方へなぞりながら中心腋窩リンパ節を探します（図40，41）．腋窩リンパ節のうち，中心腋窩リンパ節が一番触れやすく，小さく（径1cm未満）て圧痛のないリンパ節をよく触れますが，病的意義はないことが多いです．さらに大きい場合はリンパ節の腫脹ととらえましょう．硬い性状や皮膚，皮下組織との可動性が悪いことは乳癌などの悪性所見を示します[2]．

引き続き，前腋窩リンパ節，外側腋窩リンパ節を触知した後，後腋窩リンパ節は被検者の後ろに回って診察すると触知しやすいでしょう．

同様の手順で，右の腋窩は左手で診察をします．

2つの研究によると，腋窩リンパ節腫脹を認め，乳房の触診で腫瘤を認めない場合には，それぞれ12%，29%で乳癌が発見されていますので，腋窩リンパ節の診察もおろそかにはできません[6, 7]．

◆◆◆ 引用文献 ◆◆◆

1) Barton MB et al.：JAMA 282：1270-1280, 1999
2) Bickley LS：Bates'Guide to Physical Examination and History Taking, Lippincott Williams & Wilkins, 2002
3) Mushline AI et al.：Ann Intern Med 103：79-85, 1985
4) Barton MB et al.：Ann Intern Med 130：651-657, 1999
5) Gulay H et al.：J Am Coll Surg 178：471-474, 1994
6) Leibman AJ et al.：Am J Roentogenol 159：493-495, 1992
7) de Andrade JM et al.：Tumori 82：596-599, 1994

◆◆◆ 参考文献 ◆◆◆

1) 鈴木富雄，伴信太郎：基本的診察法〔3〕―胸部・乳房の診察―．診断と治療 90（3）：475-482，2002

7 腹部・直腸の診察

腹部・直腸の診察 ─ Essential Minimum ─

腹部の診察（視診→聴診→打診→触診の順で行う）

仰臥位

- ☐ 患者に腹部の診察をする旨を説明し，了解を得る
- ☐ 腹部を十分露出する（露出する必要性を十分に説明すること）

1. **視診**
   - ☐ 輪郭；平坦 flat，陥凹 scaphoid，膨隆 distended

   皮膚
   - ☐ 発疹
   - ☐ 手術痕
   - ☐ 静脈怒張（痩せた患者の場合は心窩部に腹部大動脈の拍動が見える）

2. **聴診**
   - ☐ 聴診器を温める
   - ☐ 腸蠕動音
   - ☐ 血管音；7ヵ所で（高血圧ないし，動脈硬化のある人）
     ［大腿動脈は触診で場所を確認してから聴診すること］
   - ☐ 振水音（ルーチンでは行わないが，「腹痛」を訴える患者には必須）

3. **打診**
   - ☐ 腹部全体のサーベイランス

   肝臓
   - ☐ 鎖骨中線上で肝縦径を同定（＜12 cm）

   脾臓
   - ☐ Traubeの三角
   - ☐ 肝臓・脾臓の叩打痛

4. **触診**（痛みがある部分は最後に触診する）
   - ☐ 触診のときに下肢を軽度屈曲
   - ☐ 手を温める
   - ☐ 腹部全体の浅い触診（腹壁や腹腔内の腫瘤，筋緊張のサーベイランス）

   深い触診
   - ☐ 両手を用いた触診で腹部全体を触診
   - ☐ 肝下縁の触診
   - ☐ 脾臓の触診（Traubeの三角が"dull"のときのみ行う）
   - ☐ 腹部大動脈の径と走行
   - ☐ 腫瘤

5. **その他**（腹痛のある場合）
   - ☐ 反動痛（rebound tenderness＝Blumberg徴候）
   - ☐ 一点限局性の圧痛（point tenderness）
   - ☐ 濁音界変位（shifting dullness：仰臥位→側臥位）
   - 〔☐ 精巣，精巣上体の視・触診〕

立位
　　☐ （腹痛のある場合）：踵おろし衝撃試験
　　　（腹膜刺激症状の検出感度が最も高い）

直腸の診察
左側臥位（Sims位）
　　☐ 肛門部の視診
　　☐ 肛門・肛門部の触診
　　☐ 直腸の触診
　　☐ 前立腺の触診

《基本原則》

　腹部の基準区域について4分割法と9分割法があります（図42）．

　腹部の診察は視診・聴診・打診・触診の順で行います．聴診を先に行う理由は，腸管に少しでも刺激が加わると蠕動が亢進すると考えられるからです．打診を触診より先に行う理由としては，打診で腹腔内臓器の大体の輪郭を得ておくことと，打診で既に痛みが惹起されることがありますので，そのようなときに患者に触診で余計な苦痛を与えてしまうのを避けるためです．

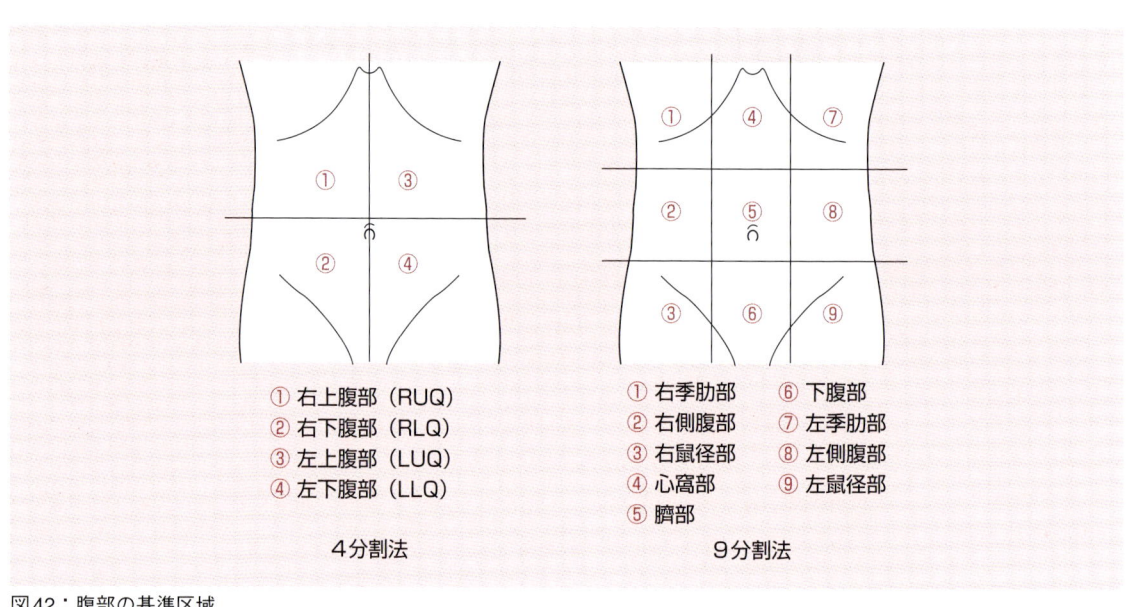

4分割法
① 右上腹部（RUQ）
② 右下腹部（RLQ）
③ 左上腹部（LUQ）
④ 左下腹部（LLQ）

9分割法
① 右季肋部　　⑥ 下腹部
② 右側腹部　　⑦ 左季肋部
③ 右鼠径部　　⑧ 左側腹部
④ 心窩部　　　⑨ 左鼠径部
⑤ 臍部

図42：腹部の基準区域

■ 仰臥位

　腹部診察の体位は仰臥位で，上肢は胸のところに置いてもらいます．触診のときには，下肢を膝関節と股関節で軽度屈曲させます．そして胸骨の下半分から鼠径部まで，十分に腹部を露出します．腹部を十分

に露出する必要性を患者に説明し，了承を得ることが大切です．

1. 視診

腹部の輪郭をみるだけでなく，発疹や手術痕（虫垂炎，鼠径ヘルニア，帝王切開など）にも注意します．

2. 聴診

腸の蠕動音を聴くためには1ヵ所でよいでしょう．音の亢進・低下，音色に注意して聴きます．蠕動音はほとんどが胃からの音で，次いで大腸，小腸の順になっています[1, 2]．

蠕動が低下していたり消失していると思われるときには，最低5分間聴診をします．この間まったく音が聴こえなければ，初めて蠕動音が消失していると判断します．

小腸閉塞の場合には，まず蠕動音が亢進し，その後に減弱，消失することが多いため，蠕動音が正常であれば，腸管の閉塞がないことを弱くしか示唆しません（陰性尤度比0.4）[8]．

また，腹膜炎では蠕動音の減弱，消失が一般的であるとされていますが，これまでの研究でそれを裏づけるものはありません[3]．

血管雑音は7ヵ所を聴きますが[4]，とくに腹部大動脈と左右腎動脈が重要です．剣状突起と臍を結ぶ正中線の，すぐ左側を腹部大動脈が走っていますが，剣状突起と臍のほぼ中点のところで腎動脈が左右に分岐し，臍のところで総腸骨動脈が分岐しています（図43）．腹部大動脈は深いところにありますので，聴診器を押し込むように圧迫しながら聴診します．腎動脈も同様に深い部分を走っており，左右の肋骨弓の直下の位置で，聴診器を押し込むように圧迫しながら聴診します（コラム1参照）．

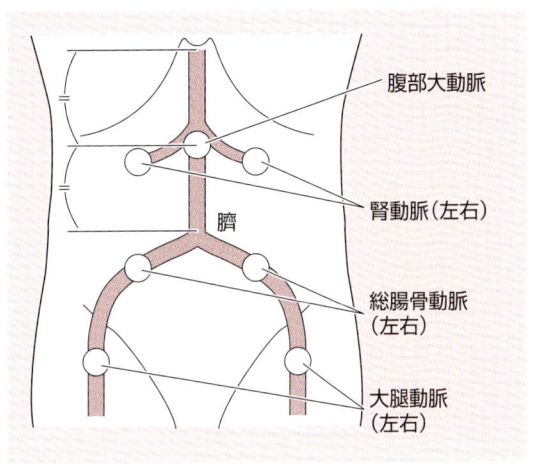

図43：血管雑音の聴診部位（7ヵ所）

コラム1

腹部血管の診察と診断寄与

腹部大動脈瘤の診断に関しての触診の感度は，動脈瘤の大きさにより変化します．あるstudyでは動脈瘤の直径が3～4cmでは29％，4～5cmでは50％，5cm以上では76％となっています．直径4cmの大動脈瘤の場合，触診における陽性尤度比は15.6，陰性尤度比は0.51となり，ある程度以上大きな大動脈瘤を見つけるためには触診は有用ですが，触知しなくても決して動脈瘤の存在は否定できません．疑わしい状況ならばCTかエコーで確かめる必要性があります．

腹部大動脈の血管雑音の有無は大動脈瘤の診断そのものには影響を与えません．

また腎動脈の血管雑音は腎動脈狭窄と密接な関係がありますが，収縮期と拡張期の両方にまたがり血管雑音を聴取する場合は，収縮期のみに聴取する場合と比較して，腎性高血圧の診断に際してより大きく寄与するところとなり，陽性尤度比は4.8から38.9に跳ね上がります[4, 5~7]．

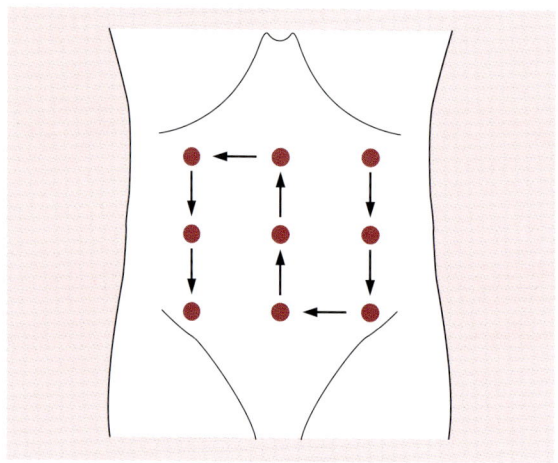

図44：腹部の打診（全体のサーベイランス）

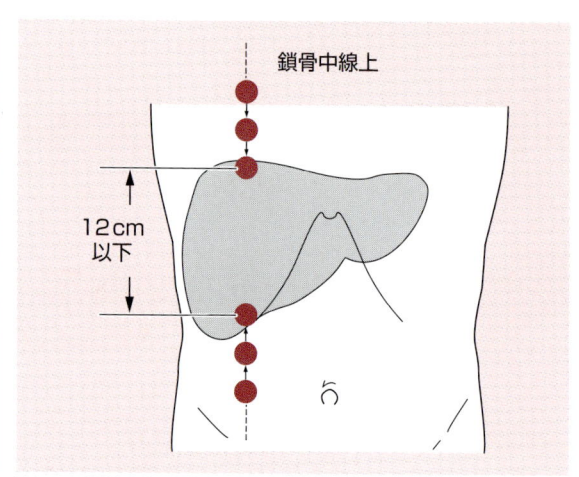

図45：肝臓の打診（肝縦径の推定）

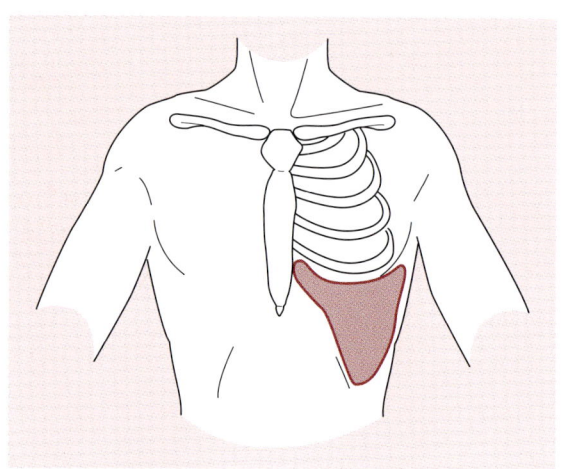

図46：Traubeの三角部

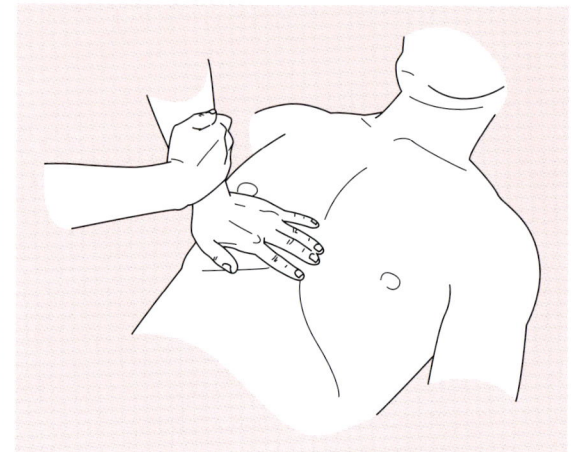

図47：肝臓の叩打痛

　大腿動脈は鼡帯の直下の浅いところにありますので，まず触診で拍動を確認した後，軽く聴診器を置いて圧迫しすぎないように聴診します．

・**振水音（succussion splash）**

　腸閉塞により，水とガスが拡張した腸管内に同時にたまっているときに聴こえる音で，腹水の音ではありません．聴診器を体壁において体を強く揺すると，「チャプンチャプン」という音が聴こえます．腹痛を訴えている患者の場合は必須の診察です．炭酸飲料などを飲んだ後に胃の振水音が聴こえることは，正常でもよくありますので注意が必要です．

3. 打診

　初めに腹部全体をサーベイランスします（図44）．
　右鎖骨中線上で打診をすればおよその肝臓の大きさが推定できます．右鎖骨中線上で，まず上から打診して肝臓の上縁を同定し，次に下から打診して肝臓の下縁を同定します．上縁と下縁との距離を測定して肝縦径を推定します．12cm以下なら正常とみなすというのが1つの基準です[8]（図45）．しかし，肝濁音

> **コラム 2**
>
> **打診と触診による脾腫の診断**
>
> 　脾腫の診断に関してTraubeの三角の打診の感度と特異度はそれぞれ62％，72％です．肥満者に対しては感度が落ち，食事後は特異度が落ちます．逆に肥満者と食事後を除外すると，感度78％，特異度82％に上昇します[3, 6, 8, 10, 11]．打診に仰臥位での触診法を組み合わせて考えますと，打診，触診ともに陽性の場合は感度46％，特異度97％，陽性尤度比は20でほぼ脾腫の診断が確定しますが，両方とも陰性でも陰性尤度比は0.4であり，本文で述べたように決して脾腫の除外はできません．疑わしい場合はCTやエコーなどの画像検査が必要となります．

界は強く打診すると狭くなるなど，医師の技量による個人差が大きく（ある研究によると$\kappa=0.11$），多数の健康人の打診をして，自分自身の濁音界の基準を決めるのが望ましいでしょう[3]．

　Traubeの三角とは左第6肋骨，肋骨弓，前腋窩線に囲まれた部位で（図46），この部位を打診して鼓音であれば，脾腫は弱く否定されます（陰性尤度比0.53）．脾腫は後方より腫大しますのでとくに前腋窩線付近に重点を置いて打診しましょう．しかし濁音であっても必ずしも脾腫があるとは限りません．例えば大腸の脾彎曲部に便塊がたまることにより，濁音を呈することもあります．濁音であれば，触診ないし超音波で脾腫の存在を確かめたほうがよいでしょう[9]（コラム2参照）．

　次にTraubeの三角の上に手を置き，その手を拳で叩き，痛みが惹起されるかどうかをみます．このとき患者が痛いと言わなくても，苦痛の表情をあらわさないか観察します．肝臓の叩打痛はTraubeの三角と対称の位置に手を置き，同様に拳で叩いて調べます（図47）．急性肝炎，胆嚢炎などの炎症や，心不全などによるうっ血があると，肝臓の叩打痛が誘発されることがあります[1, 2]．

　膀胱や子宮が腫大しているときは，恥骨上の打診で濁音を認めることがありますが，所見としての有用性は明らかになっていません[1, 3]．

4．触診

　診察前に手を必ず温め，疼痛部位は一番最後に触診します．患者の表情を常に観察しながら，わずかな痛みでも我慢していることがないように注意します．くすぐったがる患者の場合は，患者自身の手を一緒に添えて触診するとよいでしょう（図48）[1]．

　まず浅い触診でサーベイランスします．軽く腹壁に手を置いて深呼吸をさせ，腹壁が上がってくる分だけ手が沈むというくらいにして，1cm以上圧迫しないように触診します．腹壁の腫瘤や腹腔内の大きな腫瘤の場合は，浅い触診のほうがわかりやすいこともあります．

　深い触診は片手でやる場合もありますが，ここでは両手の双手診を示します．利き手は感じることに専念し，他方の手はその上に置きましょう．押し下げながら少し手前に引いてくる感じで少しずつ位置をずらし，全領域を触診します（図49）．

　腫瘤を触知したら表9のリストに従い，大きさ，可

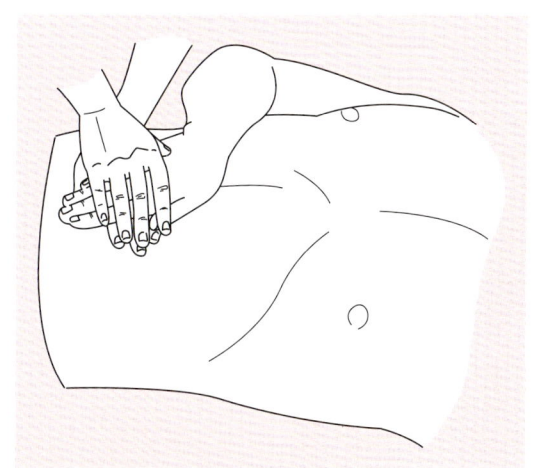

図48：触診（患者自身の手を添えて）

表9　腫瘤の表現（L～Tと覚える）

○ L : Location	位置
○ M : Mobility	可動性
○ N : Nodularity	表面の性状
○ O : Relationship to Other organs	他臓器との関係
○ P : Pulsatility	拍動の有無
○ Q : Quality	硬さ
○ R : Respiratory mobility	呼吸性移動の有無
○ S : Size & Shape	大きさと形
○ T : Tenderness	圧痛の有無

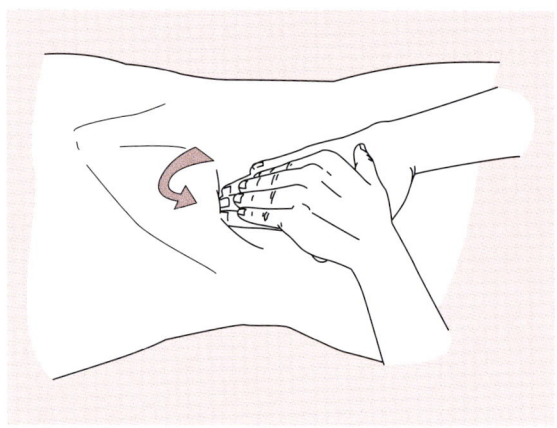

図49：腹部の深い触診（双手診）

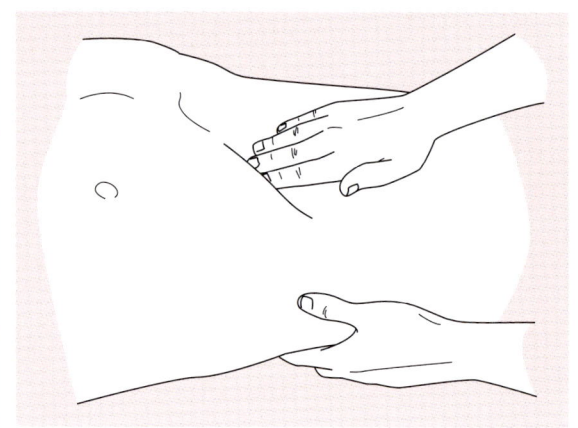

図50：肝下縁の触診

動性などをチェックします．

　肝臓の触診は右手を右鎖骨中線上において，左手を背中に置きます．腹式呼吸をしてもらいながら息を吐いたときに指を入れ，指の上がりは腹壁の上がりよりも少し遅れるような感じで上げます．もう一方の手は，背部から肝臓を持ち上げるようにします．指の置き方は縦方向でも肋骨弓に平行においてもよいでしょう．季肋下の高い位置から触診をはじめると，腫大した肝臓の下縁を見逃すことがありますので，肝腫大を疑うときはやや低い位置から触診を開始し，徐々に季肋部に近づくように移動するとよいでしょう[1, 3]（図50）．

　肋骨下縁で肝臓を触知したと判断したときは，それが肝臓であることを強く示唆します（陽性尤度比233.7）が，肝腫大の有無に関しては診断精度が低いです（陽性尤度比1.7，陰性尤度比0.5）[3]．

　ちなみに黄疸患者で，胆嚢を触知した場合，胆管閉塞を強く示唆する（陽性尤度比26.0）という所見も有用ですので覚えておきましょう[3]．

　脾臓の触診はTraubeの三角の打診が濁音の場合にのみ施行します．右下側臥位45度の体位で，触診手を臍周囲に，もう一方の手を背面に置きます．息を吐いたときに脾臓は内側下方に下がってきますので，触診手の方向はやや左外側向きにします．肝臓の触診と同様，深呼吸をさせ腹壁の上がりより指の上がりがやや遅れるような感じで触診します．脾臓は左上腹部から臍へ向かって増大しますので，触診は臍周囲から開始し，徐々に左季肋下へ移動するようにしましょう．左季肋下から開始すると，巨大脾腫を見落とす可能性があります．脾臓を触知すれば，脾腫を強く示唆します（陽性尤度比9.6）が，感度は低く，相当大きな脾臓でも触れないことが多いです[9]（図51，コラム2参照）．

　腎臓は通常，触知しないことが多いですが，触診の仕方は覚えておいたほうがよいでしょう．右腎の触

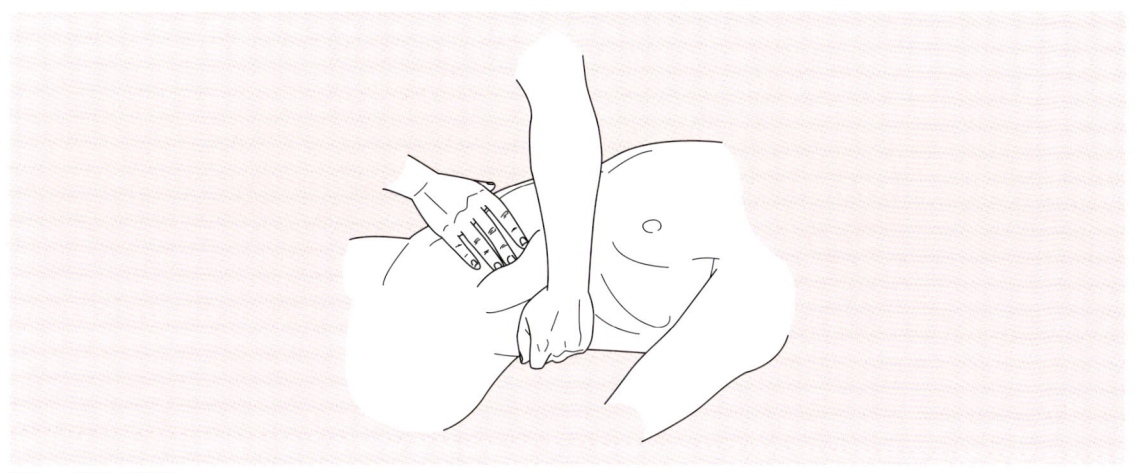

図51：脾臓の触診

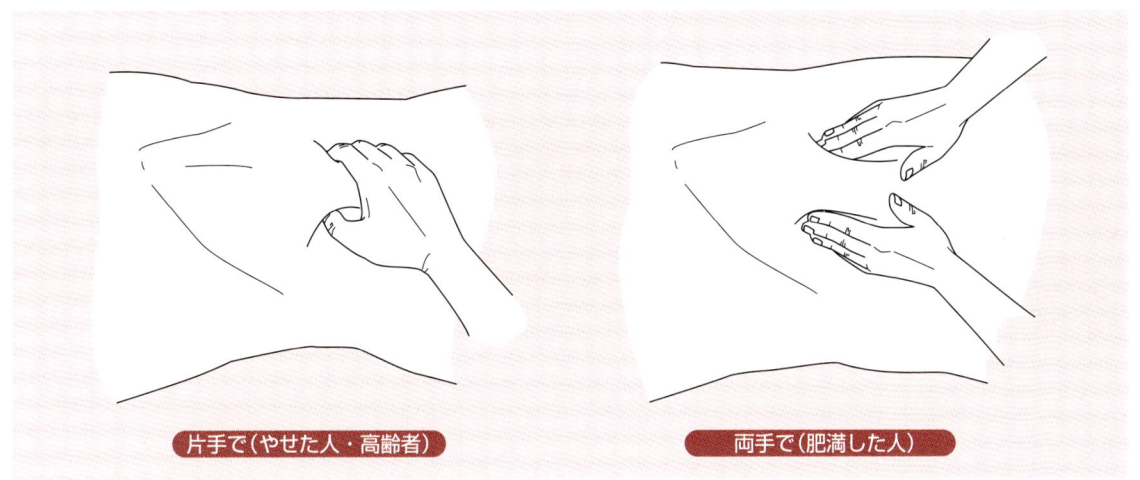

片手で（やせた人・高齢者）　　両手で（肥満した人）

図52：腹部大動脈の触診

診は，患者の右側に立ち，触診手を右季肋下に，左手を背面に置きます．左手で上に持ち上げながら，右手で深く圧迫すると吸気時に右腎が下降し，その下極を触知することがあります．左腎の触診は患者の左側に立ち，左手で行います．左腎は，右腎より頭側にありますので，さらに触れることが少ないといわれています[1]．

　華奢な体格の女性や高齢者で動脈硬化のすすんでいる人の腹部大動脈は触診しやすいでしょう．大動脈はやや正中より左を走っています．片手でつまむように触診できる場合もありますが，深くて触診しにくい場合は両手で触診します．腹部大動脈瘤の診断で重要なのは，触れる拍動の強さではなく拍動の幅です．拍動の幅から皮膚と皮下組織の厚さを加味して，動脈の径を推定します（図52，コラム1参照）．

5．特殊な診察

反動痛（rebound tenderness）[1, 10]

　押さえたときの痛みに比べて離した瞬間のほうが痛ければ，反動痛が陽性であり，腹膜炎の徴候があると判断します．手を離すときに勢いをつけると，多少押し込むことがあります．そのせいで痛いというこ

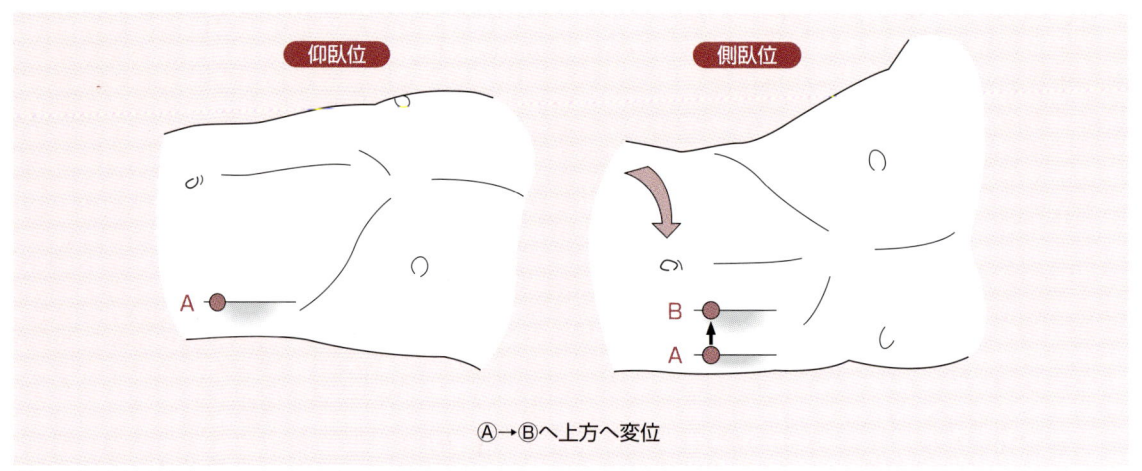

図53：濁音界変位（shifting dullness）

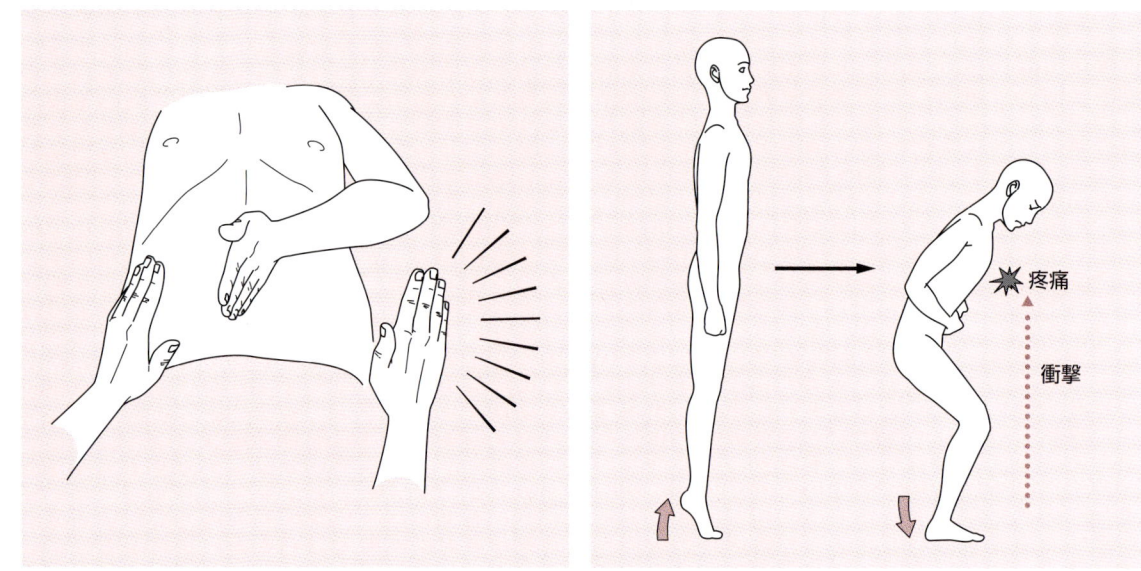

図54：波動の診察

図55：踵おろし衝撃試験

とがないように注意します．ただし，反動痛は熟達した外科医が「患者の苦痛を引き起こすだけで，有用性が低い」と経験的に実感しているように，腹膜炎の診断における感度はまずまずですが，筋強直や筋性防御と比較して特異度が低いとされています．

一点限局性の圧痛（point tenderness）

圧痛が1本の指で示せるほど限局しています．とくに胃潰瘍，十二指腸潰瘍，肋骨骨折の場合などにみられます．

濁音界変位（shifting dullness）[3, 11]

腹水を示す所見です．仰臥位で濁音界を同定し，濁音界を同定したほうを下にして側臥位をとります．濁音界の位置の変位を観察し，側臥位をとったときに濁音界が上方に変位すると，腹水の存在を弱く示唆します（陽性尤度比2.3）[5, 8]（図53）．

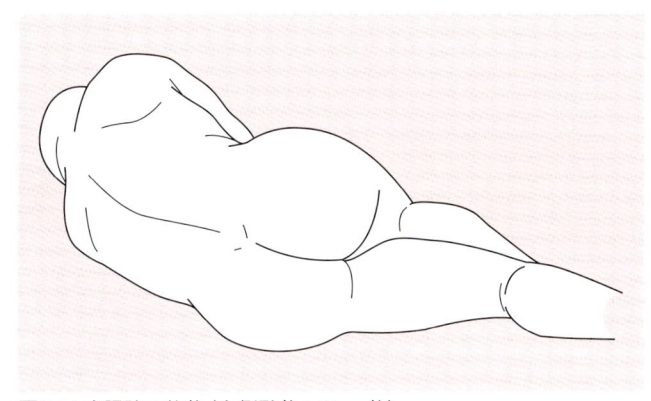

図56：直腸診の体位（左側臥位：Sims位）

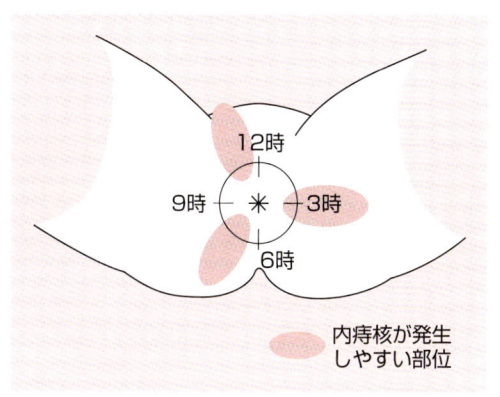

図57：肛門の部位の表記

波動 [1, 3, 11]

　腹水を示す所見です．片方の手を側腹部に置き，もう一方の手で反対側の腹壁を強めに叩きます．側腹部を叩いた側と反対側に置いた手に，波動を感じます．波動を感じたときは腹水の存在を示唆します（陽性尤度比5.0）．この際，皮下の脂肪組織を通して振動が伝わり偽陽性となることがありますので，患者の手やほかの検者の手で腹部中央を押さえるとよいでしょう（図54）．

踵おろし衝撃試験

　立位で両足の踵を挙げてもらい勢いよく踵をおろします．衝撃を全身に伝え腹膜刺激症状を検出します．衝撃試験は反動痛より感度の高い診察法です（図55）．衝撃を体全体に響かせて痛みが腹部のどこかに生じれば，そこに腹膜刺激症状があると判定されます．階段の昇降や咳で痛む場合も，踵おろし衝撃試験と同じような意義があります．

直腸の診察

　診察体位は胸膝位，立位前屈位，砕石位などでもよいですが，左側臥位で右側の膝を抱えるようなSims位が年齢，患者の状態を問わず容易です（図56）．羞恥心や恐怖心をできるだけ除くように，十分な説明と診察中の声かけをすることが大切です．

　まず肛門輪，肛門周囲の湿疹，発赤，外痔核，裂肛，圧痛の有無を観察します．いきんでもらうと，痔核や裂肛を観察しやすくなることがあります[1]．病変があれば，図のように恥骨側を12時とした時計の時刻の位置で部位を示します（図57）．

　次に手袋にゼリーをつけ，患者に口で大きく呼吸をさせて体の力を抜かせ，少しずつ第2指を挿入していきます．肛門から2〜3cmの所までの部位を肛門管と呼びますが，そこは痛覚があるため無理に指を挿入すると括約筋が収縮し触診が困難になります．括約筋が弛緩するまで少し待つことが大切です．指が挿入できたら肛門管の全周を触診し，結節，腫瘤，痔核，圧痛の有無を調べます．3時，7時，11時の方向は血流の関係により内痔核が発生しやすいので注意が必要です（図57）．

　約8〜10cmほど指を挿入後，ゆっくりと直腸内壁全周を触診し，腫瘤，結節，圧痛の有無を観察します．女性で子宮腟部や，子宮が後屈している場合の直腸前壁に触知する子宮の底部を腫瘤と間違えないように注意しましょう．時に便塊が触れますが，指で押し除きながら壁をたんねんに触診します．

男性の場合は最後に前立腺の大きさ，硬さ，正中溝の明瞭さ，圧痛の有無などを観察します．指を抜いた後，手袋についた便や粘液の色も観察しましょう．

◆◆◆ 引用文献 ◆◆◆

1) Mark H Swartz：Textbook of Physical Diagnosis, W.B. Saunders Company, 1998
2) Bickley LS：Bates'Guide to Physical Examination and History Taking, Lippincott Williams & Wilkins, 2002
3) Steven McGee：Evidence-Based Physical Diagnosis, W.B. Saunders Company, 2001
4) Lederle FA, Simel DL：JAMA 281：77-82, 1999
5) Krijenen P et al.：Ann Intern Med 129：705-711, 1998
6) Carmichael DJS et al.：Lancet 1：667-670, 1986
7) Grim CE et al.：Ann Intern Med 91：617-622, 1979
8) Naylor CD：JAMA 271：1859-1865, 1994
9) Grover SA, Barkun AN, Sackett DL：JAMA 270：2218-2221, 1993
10) Wagner JM, Mckinney WP, Carpenter JL：JAMA 276：1589-1594, 1996
11) Williams JW, Simel DL：JAMA 267：2645-2648, 1992

◆◆◆ 参考文献 ◆◆◆

1) Barkun AN, Camus M, Green L et al.：Am J Med 91 (5)：512-518, 1991
2) Chongtham DS, Singh MM et al.：Indian J Med Sci 51 (11)：409-416, 1997
3) 鈴木富雄，伴信太郎：基本的診察法〔4〕"腹部・直腸の診察"．診断と治療 90 (4)：617-623，2002

8 神経の診察

神経の診察 ― Essential Minimum ―

座 位

1. Cranial nerves：脳神経のスクリーニング
   - Ⅱ □ 対光反射（直接，間接）
      □ 対坐視野
      □ 眼底（乳頭浮腫，出血，白斑，血管交叉現象）
   - Ⅲ，Ⅳ，Ⅵ □ EOM（extraocular movements）
   - Ⅴ □ 触覚（刷毛にて，Ⅰ，Ⅱ，Ⅲ枝領域）
      □ 咬筋
   - Ⅶ □ 額のシワ寄せ
      □ 閉眼（睫毛徴候）
      □「イー」（口の動きの左右差）
   - Ⅷ □ 指のこすり合わせ（耳からの距離30cm）
      □ Weber 試験
   - Ⅸ，Ⅹ □「アー」（軟口蓋，口蓋咽頭弓の動きの左右差）
   - Ⅺ □ 僧帽筋（左右差）
   - Ⅻ □ 舌の挺出

2. Motor screening：運動機能のスクリーニング（上肢）
   - □ Barré arm test：バレー徴候（上肢）
   - □ 握力検査

3. Cerebellar screening：小脳機能スクリーニング
   - □ finger-nose-finger test
   - □ diadochokinesis（前腕の回内・回外）

4. Deep sensibility と cerebellar screening を兼ねて
   - □ Romberg test

5. Meningeal sign：髄膜刺激症状
   - □ neck flexion test

腹臥位（くつ下をぬいで腹臥位になってもらう）

2. Motor screening：運動機能のスクリーニング（下肢）
   - □ Barré leg test：バレー徴候（下肢）

仰臥位

6. Sensory screening：感覚機能のスクリーニング
   - □ 触覚（上・下肢）（刷毛で）
   - □ 痛覚（ 〃 ）（ピン車で）

7. DTR'S：深部腱反射
   - （上肢） □ Biceps reflex：二頭筋反射
      □ Triceps reflex：三頭筋反射

☐ Radial reflex：腕橈骨筋反射
☐ Trömner reflex
（下肢）☐ PTR：膝蓋腱反射
☐ ATR：アキレス腱反射
☐ Babinski reflex
[☐：（上肢・下肢ともにDTR↑↑のとき）下顎反射，Head retraction reflex]
8. 四　肢
☐ Rigidity：硬直
☐ Spasticity：痙直

座　位
9. 高次脳機能検査
☐ 立方体の模写
☐ 名前のふりがな

　神経の診察に関するevidenceを解釈するときに注意しておく点があります．神経の分野においては，身体所見などの臨床徴候が診断や治療と直結しています．つまり，身体所見の有無自体が診断のgold standardとなっていることも多いため，感度，特異度などの情報そのものがないことが多いのです．またCTやMRIなどの画像をgold standardとして，身体所見の感度や特異度を設定する場合，身体所見の特異度は極度に高くなることが多いのです．画像における所見を有意と判定する根拠が，それに相当する身体所見の有無に基づいていることが多いからです．

1. 脳神経のスクリーニング

a. 第Ⅰ脳神経
　第Ⅰ脳神経である嗅覚神経の診察は，ベッドサイドでは多くの場合省略されます．

b. 第Ⅱ脳神経
　第Ⅱ脳神経である視神経の診察は，対光反射から行います．スクリーニングとしては直接対光反射を確実にできることが大切です．患者には遠くを見させ，ペンライトは視野に入らない位置から近づけて，近見反射が出ないようにします．
　対坐視野は患者と向かい合って座り，対象関係を維持して4つの象限で患者の視野が正常かどうかを，検者の視野を指標にして観察します．動的検査法と静的検査法がありますが，両者の診断精度に大差はありません．今回は動的検査法について説明します．患者との距離は手を伸ばして届く距離で施行します．検査するときは患者に反対側の目を自分でおおってもらい，片方ずつ施行します．患者が右目をおおっているときには検者は左眼をつむり，患者と検者が見つめ合うように双方の視線を固定します．視野の範囲外から指先を動かしながら近づけてきて指先が見えたら知らせてもらい，検者の視野と比較します．検者と患者との中間に設定した平面上で指先を動かしながら移動させることが大切です（図58）．この方法は視野欠損を検出するのに特異度は高いですが，感度は低いです．異常を認めれば視野欠損を示唆しますが（陽性尤度比4.2～6.8），異常を認めなくても視野欠損は否定できません（陰性尤度比0.4～0.7）[1]．

図58：対坐視野

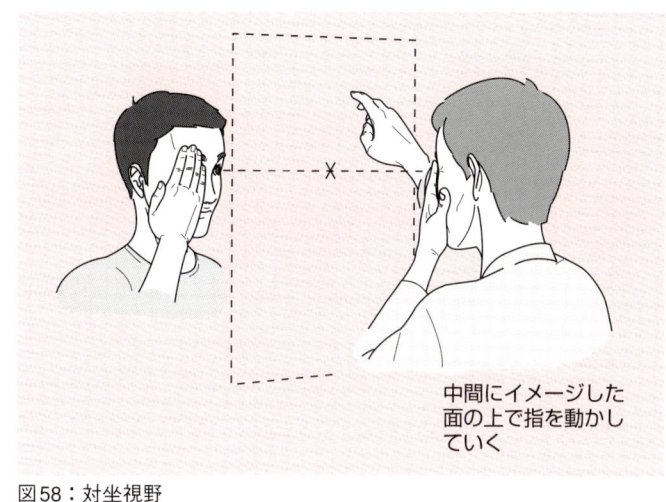

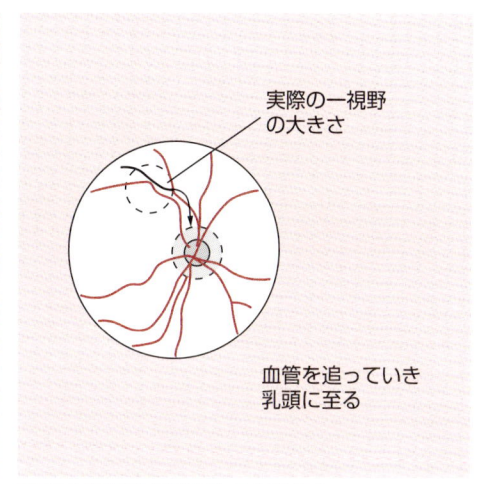

図60：眼底鏡（直像鏡）での見え方

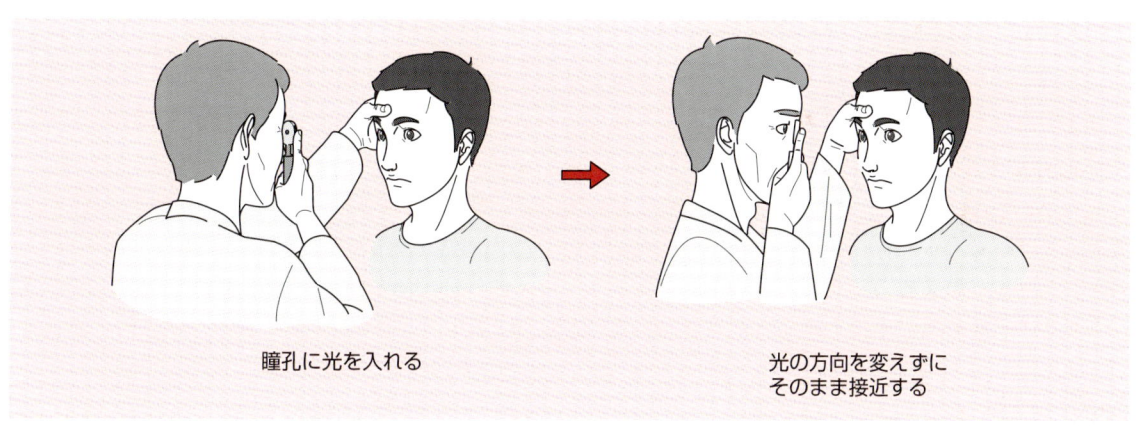

図59：眼底の診かた

　同名半盲はそれのみの場合，後頭葉皮質の虚血性梗塞の可能性が高いですが，片麻痺，失語症の合併の有無が，頭頂葉の病変の有無を強く示唆します（陽性尤度比18.3，陰性尤度比0.1)[1]．

　眼底の観察方法を示します．まずは，部屋をなるべく暗くしましょう．患者の右眼は検者の右眼で，患者の左眼は検者の左眼で，眼底鏡はそれぞれ右手，左手で持って観察します．まず眼底鏡を通して患者の顔を見て，レンズ調節ダイヤルを回して自分の視力に合わせます．次に瞳孔に光を当てます．光が適切に入っていると瞳孔が赤く光って見えます．患者の右眼をみるときは，患者のやや右外側から瞳孔に光を当て左手を患者の眼窩上縁に置きます．光の方向を変えずに光を適切に瞳孔に入れたまま近づいていきますが，患者には真正面の遠くの一点を見つめさせ光を見つめないように伝えます（図59）．近距離で血管が赤い太い線として見えたら，患者の眼球の屈折率に合わせて，再度焦点が合うようにダイヤルを調節します．血管が集束する方向を少しずつ追って見ていくと乳頭に行き当たります．直像鏡の一視野は狭いので，少しずつ角度を変えながら乳頭，血管，出血，滲出斑などを観察します（図60）．

　眼底で観察できるようになるとよい所見に，うっ血乳頭と網膜静脈拍動があります．うっ血乳頭は，頭蓋内圧亢進を示す身体所見として有名ですが，頭蓋内圧亢進がある程度の期間続いてから出現する所見です．救急などの急性期の場では感度はきわめて低く，観察できれば有用な所見ですが，みられなくても頭蓋内圧亢進の否定に有用ではありません[2]．一方で，ある報告によると網膜静脈拍動の消失は頭蓋内圧の

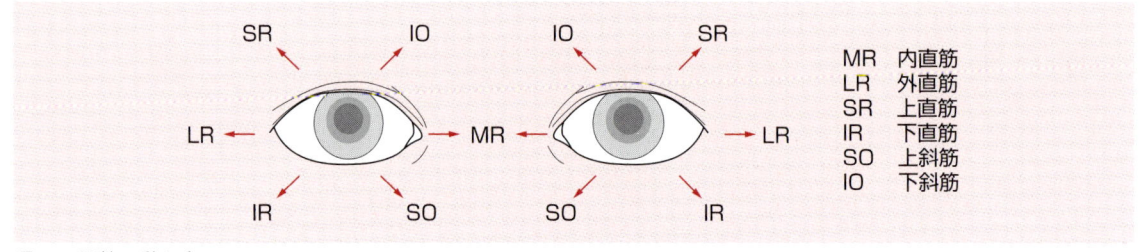

図61：眼筋の動き方

MR	内直筋
LR	外直筋
SR	上直筋
IR	下直筋
SO	上斜筋
IO	下斜筋

亢進の診断における感度100%,（特異度70%）を示します．網膜静脈拍動を観察するにはある程度の熟達を要しますが，拍動を認めれば頭蓋内圧の亢進をほぼ除外できますので大変有用な所見であるといえます[3]．

c. 第Ⅲ，Ⅳ，Ⅵ脳神経

　第Ⅲ，Ⅳ，Ⅵ脳神経である動眼，滑車，外転神経は，顔を動かさず視線だけで検者の指を水平方向，垂直方向に追視してもらい，複視の有無を見ます．また水平方向ではエンドポイントで数秒間停止させ，眼振が出ないかどうか調べます．この際，検者の指が患者の眼に近づきすぎると輻輳を起こして，異常を観察できなくなることがありますので注意しましょう[4]．

　複視のスクリーニングは水平，垂直の4方向でよいですが，複視を疑うときは，6つの方向（左，左上，左下，右，右上，右下）をそれぞれ注視させ，最も顕著な複視が起こる方向を確認します．その方向への動きに関与する2つの筋のうちの1つが障害筋と考えられます（図61）．例えば左側方注視で複視がある場合，視線の鼻側偏位を認めれば左外直筋の障害ですし，耳側偏位であれば右内直筋の障害があるといえます．視線のずれがわずかで判別が難しいときの対処法は成書を参照してください．

　ちなみに，複視がある場合は片眼をおおうことによって，まず複視が単眼性か両眼性かを確認します．両眼性であることを確認したあと，どの眼筋が弱っているかを特定しましょう．

　動眼，滑車，外転神経の単麻痺のうちで最も多いものは虚血性梗塞ですが，これらのうちの75%は4ヵ月以内に解消しますので，それをこえる場合は別の原因を検討しましょう[1]．

　動眼神経は上直，下直，内直，下斜筋を支配していますが，不全麻痺はまれ（1%以下）ですので，これらの筋の一部の筋力低下を認めたときは他の原因を考えます．上直筋の筋力低下では重症筋無力症，下直筋の筋力低下では甲状腺機能亢進症の影響と眼窩床の骨折をまず考えましょう．また内直筋の筋力低下では核間性眼筋麻痺（INO）と重症筋無力症を考えます．動眼神経の完全麻痺では患側の下外側への眼球偏位と患側の眼瞼下垂が起きます．瞳孔散大の有無は原因疾患によって左右され，瞳孔回避則（pupil-sparing rule）と呼ばれる下記のような法則があります．動眼神経の単麻痺の原因として虚血と後交通動脈の動脈瘤が鑑別の最も上位に来ます（表10）．前者は保存的治療，後者は積極的治療の適応となることが多いため両者の鑑別が重要です．前者はその75%で瞳孔に変化がなく（瞳孔回避がある），後者ではその95%で対光反射の減弱もしくは瞳孔の散大固定を示します．ただし，動眼神経麻痺が不完全な場合，動脈瘤患者でもその4%に瞳孔回避を認めますので注意が必要です[1]．

　滑車神経の麻痺では垂直性の複視と患眼の上斜視が起きます．頭を患側に傾けるとほとんど（96%）の患者で上斜視は増幅され，逆に健側へ傾けると軽減するため，滑車神経の単麻痺の患者の約半数が頭を健側へ傾ける癖があるという報告もあります．滑車神経は脳神経の中で頭蓋内を最も長く走行しますが，その麻痺の原因として頭部外傷が多い（表10）のもそのせいかもしれません[1]．

　外転神経の障害では内斜視と患側の外転不全を認めます．動眼，滑車，外転神経の単麻痺のうちで最も

表10 動眼、滑車、外転神経麻痺の病因[1]

	動眼神経	滑車神経	外転神経	複合性*
比率(%)#	31	10	45	14
病因(%)				
頭部外傷	13	34	11	18
新生物	11	5	19	29
虚血性	25	22	17	7
動脈瘤	17	1	3	11
その他	13	9	22	19
原因不明	21	29	28	16

＊複合性とは第Ⅲ，第Ⅳ，第Ⅵ脳神経の組み合わせを意味する．
＃比率とは，第Ⅲ，第Ⅳ，第Ⅵ脳神経の麻痺総数に対する当該脳神経の麻痺の比率である．

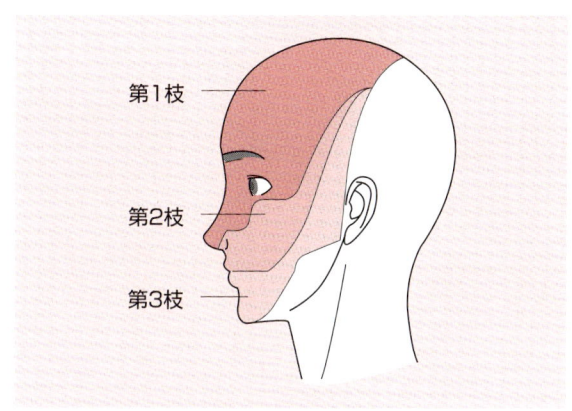

図62：三叉神経の感覚枝の支配領域

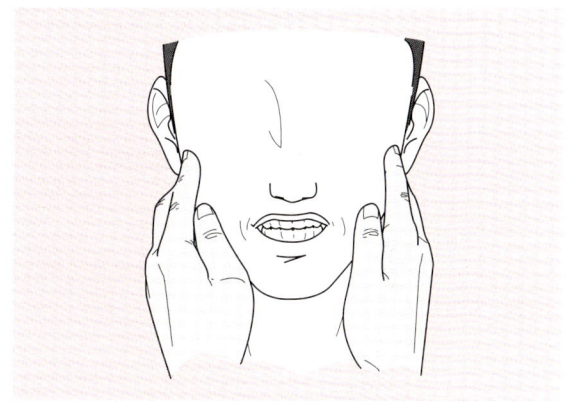

図63：三叉神経の運動根（咬筋の盛り上がり）

頻度が高く，虚血を原因とする頻度は比較的低いといえます（表10）．角膜反射の有用性は限られていますのでルーチンには行いません．

d．第Ⅴ脳神経

第Ⅴ脳神経である三叉神経のうち，感覚神経は第1枝，第2枝，第3枝の各領域をそれぞれ刷毛かティッシュで触れ，触覚の左右差を調べます（図62）．運動神経は歯を食いしばってもらい，収縮して盛り上がる咬筋の左右差を手で触れて感じます（図63）．運動神経は両側の大脳皮質から支配を受けていますので，片側性の筋力低下を認めた場合は大脳半球の病変よりも同側橋の病変か，第3枝近位部の病変を示唆します．

e．第Ⅶ脳神経

第Ⅶ脳神経である顔面神経は，前頭筋，眼輪筋，口輪筋の3つの筋肉の動きをみます．中枢性の麻痺のときは前頭筋の麻痺は出現しませんが，末梢性の麻痺のときは3つの筋はいずれも障害されます（図64）．眼輪筋の麻痺は目を固くつぶってもらい，目の閉じ具合と睫毛の出具合を調べます．軽い麻痺では閉眼は可能ですが，健側に比較して麻痺側でまつげが眼瞼の皮膚に隠れずに多く露出します．これを睫毛徴候と呼びます（図65）．口輪筋は「イー」と言わせて口の動きの左右差を見ますが，左右差がわかりにくいとき

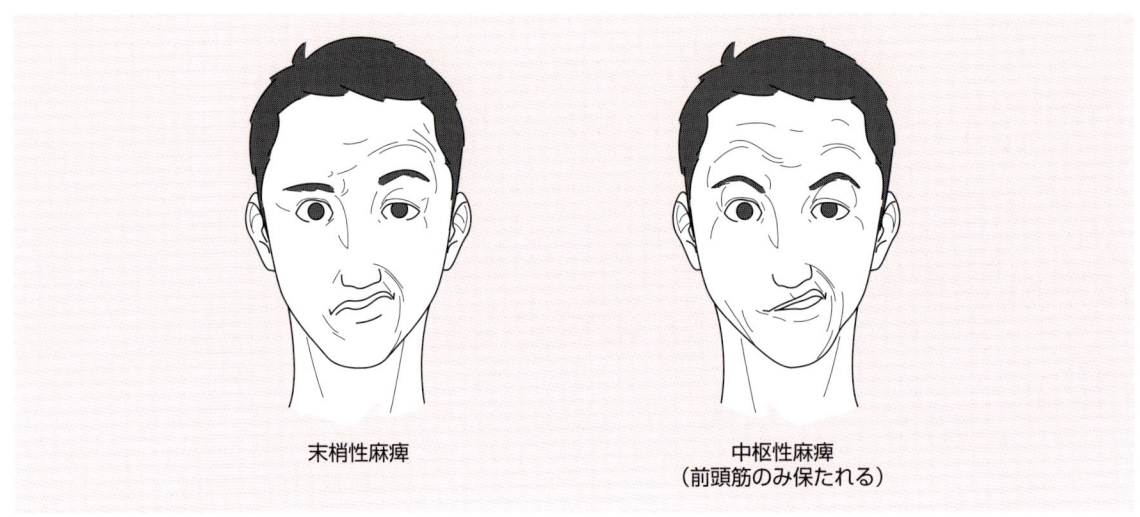

図64：右顔面神経麻痺の鑑別

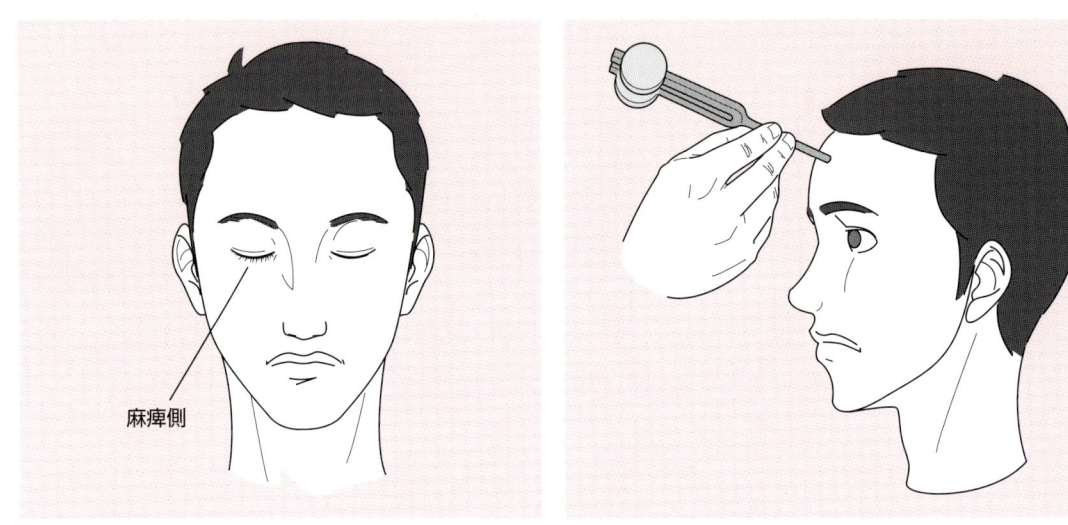

末梢性麻痺　　　　　　　　中枢性麻痺
　　　　　　　　　　　（前頭筋のみ保たれる）

図65：睫毛徴候　　　　　図66：Weberテスト

麻痺側

は広頸筋の張り具合をみます．

f. 第Ⅷ脳神経

　第Ⅷ脳神経である聴神経は，まず通常の会話で難聴の有無をざっとみます．次に指を耳から30cm離したところでこすり合わせて聞こえるかどうか調べます．最後に音叉を頭の中央（もしくは前額の中央）に当ててWeberテストで聴力の左右差を確認します（図66）．

g. 第Ⅸ，Ⅹ脳神経

　第Ⅸ，Ⅹ脳神経である舌咽，迷走神経は別々には診察できませんので，同時にこれらを行います．口を開けて「アー」と声を出してもらい，軟口蓋を中心とした動きの左右差を観察しカーテン徴候と呼ばれる異常をみます（図67）．

　スクリーニングにはカーテン徴候の診察を示しましたが，脳卒中後の誤嚥の危険性を評価するには，綿

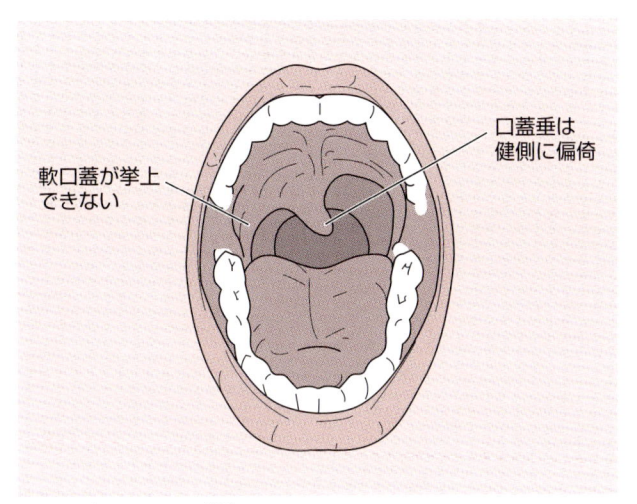

図67：右側カーテン徴候

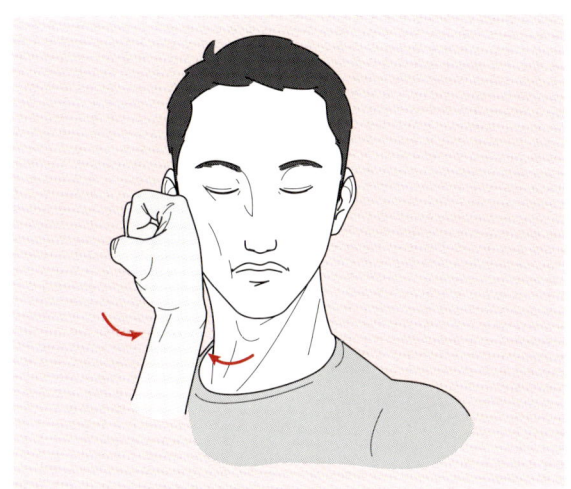

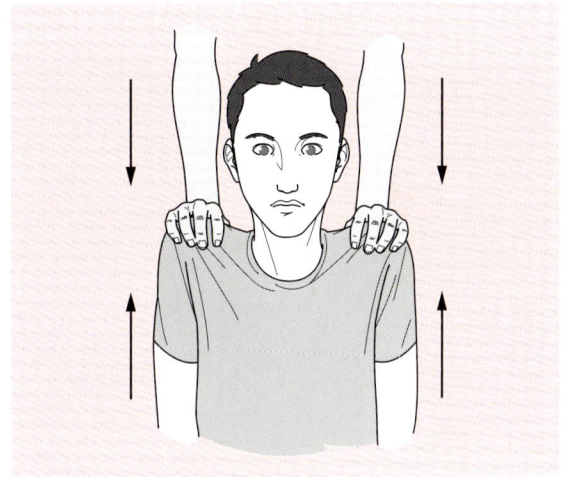

口蓋垂は健側に偏倚

軟口蓋が挙上できない

図68：副神経（胸鎖乳突筋）の検査

図69：副神経（僧帽筋）の検査

棒を咽頭後壁に当てて，咽頭感覚の有無を調べるとよいでしょう．咽頭感覚が保たれていれば，誤嚥の可能性は強く否定されます（陰性尤度比0.03）．一方で，咽頭反射は高齢者では正常人でも欠如することがありますので，所見としてはあまり有用ではありません[1]．

次に舌を出してもらい，第XII脳神経である舌下神経を調べますが，舌の左右への偏位・萎縮・攣縮に注意して観察します．

h. 第XI脳神経

第XI脳神経である副神経は胸鎖乳突筋と僧帽筋の筋力でみます．握りこぶしを患者の頬に当て，検者が負荷をかけたままこぶしに抗して患者に首を回してもらい，力の入れ具合と収縮した胸鎖乳突筋の輪郭を観察します（図68）．僧帽筋は肩を挙げてもらい上から両肩を強く押し下げて左右差をみます．かなり強く両肩を押し下げないと軽い左右差は見逃してしまいますので注意が必要です（図69）．

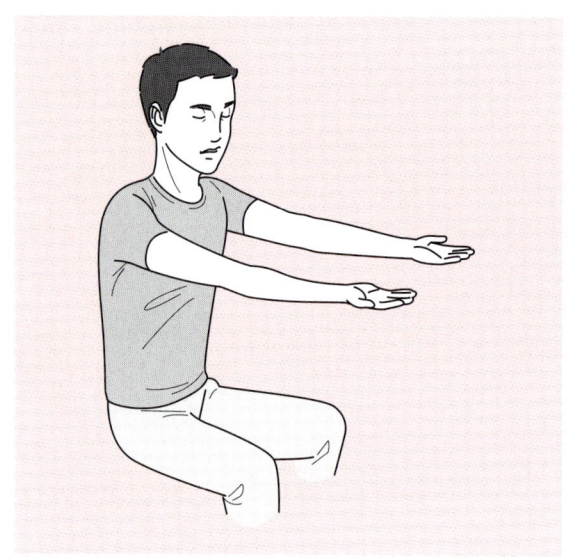

図70a：バレー徴候（上肢）

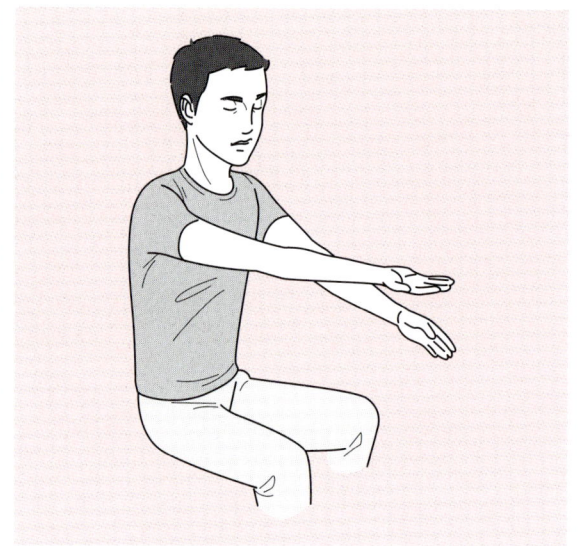

図70b：バレー徴候陽性

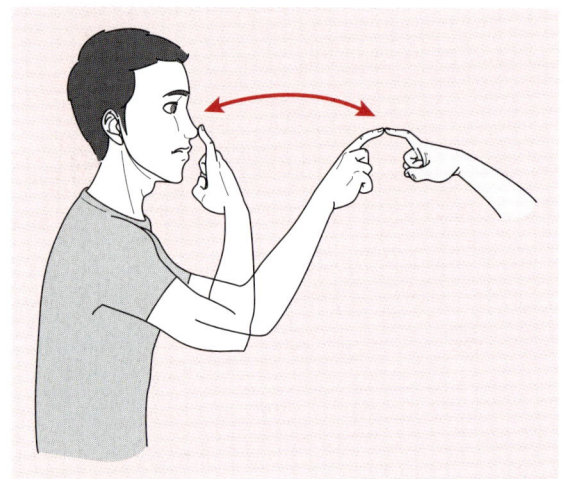

図71：指鼻指試験

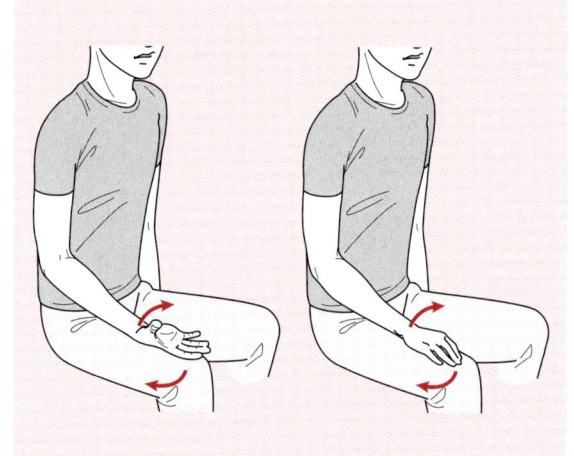

図72：急速回内回外運動

2. 運動機能のスクリーニング（上肢）

　上肢のバレー Barré 徴候をみるには掌を上に向け上肢を挙上させ，少なくとも20秒から30秒ぐらい保持してもらいます（図70）．麻痺があれば手が回内しながら徐々に下がりますが，軽い麻痺のときは下がらずに回内だけすることがあります．これを見落とさないためには，最初にきちんと両側の手掌を真上に向かせた姿位をとらせることが大切です．一定時間にどれだけ麻痺側の手が下がったかを経時的に記録しておくと半定量的な評価が可能になります（例：30秒で5cm）．バレー徴候は比較的感度の高い検査と考えられていますので，除外診断のためのスクリーニングに頻用されます．例えば頭部CTにおける片側性の大脳皮質病変をgold standardとしたある研究によると，バレー徴候の陽性，陰性尤度比は33.0，0.2と報告されています[1]．

　握力計を用いた握力検査は数字で記録が残せる数少ない検査ですので後日役立つことが多く，できるだけ行いましょう．

3. 小脳機能と深部知覚のスクリーニング

　小脳半球のスクリーニングは指鼻指試験（finger-nose-finger test）と急速回内回外運動（diadochokinesis）があります．指鼻指試験では検者が自分の指を4象限の空間で動かし，患者に第2指ですばやく自分の鼻と検者の指との間を交互に追跡させその様子を片手ずつ観察します（図71）．この検査は上肢の失調を判断しています．患者の指が自分の鼻や検者の指に届かなかったり，行きすぎてしまう場合は，測定障害があると表現され，患者の手が目標に近づくにつれ振戦がひどくなるときは企図振戦といいます．急速回内回外運動は患者に手を膝の上に置いたままできるだけ速く前腕の回内回外運動を繰り返してもらい，その様子を片手ずつ観察します（図72）．

　小脳虫部のスクリーニングとしては深部感覚の検査として使用するロンベルグRomberg試験が使えます．つま先をそろえ，気をつけの姿勢で患者に目を閉じさせ，このとき支えられるように検者は手を患者の体の周囲に回しておきます．手を前に出した姿勢（図73）で行うこともあります．深部感覚に障害のある患者は，開眼しているときは大丈夫でも目を閉じると体幹失調が出現し，ふらつきます．小脳虫部の障害では開眼時もふらつきます．

　スクリーニングのチェックリストには入っていませんが，小脳失調として最も感度の高い所見は歩行性運動失調です．患者の入室時，移動時に歩行を観察するだけでなく，小脳病変を疑ったら，歩いてもらい歩行状態をチェックしましょう．

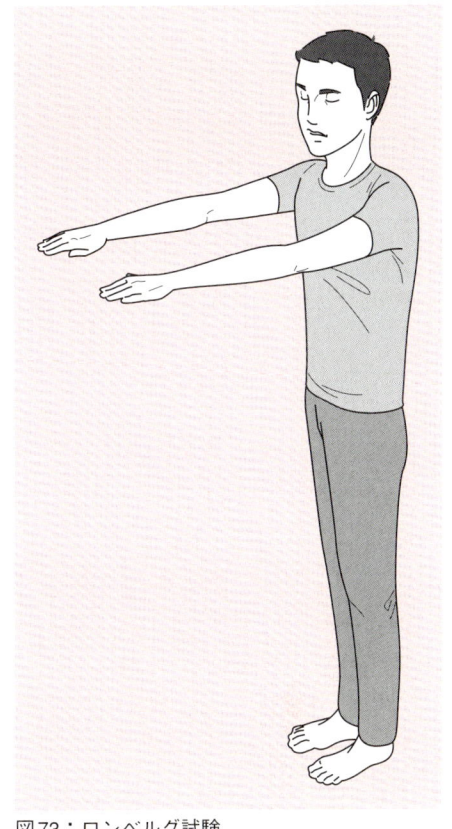

図73：ロンベルグ試験

　例えば，片側の小脳半球病変の患者では歩行性運動失調を80〜93％に認めるのに対し，四肢の失調としての測定障害は71〜86％，企図振戦は29％，diadochokinesisの異常は47〜69％に認めるのみです[1]．

4. 髄膜刺激症状

　髄膜刺激症状の中で一番感度が高く，スクリーニングに適している方法はneck flexion testです．座位にて患者に首を屈曲させると正常なら顎が胸壁につきますが，髄膜刺激症状があるとつきません[5]（図74）．仰臥位にて患者の首を他動的に屈曲させて，首の抵抗感を感じる方法もあります．また他動的に首を屈曲させた場合に足が自然に屈曲することをブルジンスキーBrudzinski徴候と呼びます．さらに仰臥位において片側の股関節を90度曲げた姿勢を他動的に保持し，膝関節をゆっくりと90度以上に進展させていき，下肢がどのくらい抵抗なく伸ばせるかを調べるケルニッヒKernig徴候試験もあります．強い痛みがあり伸ばせない場合ケルニッヒ徴候陽性とし，髄膜刺激症状ありと考えます（図75）．

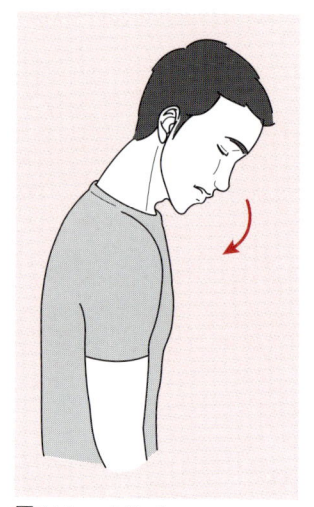

図74：neck flexion test 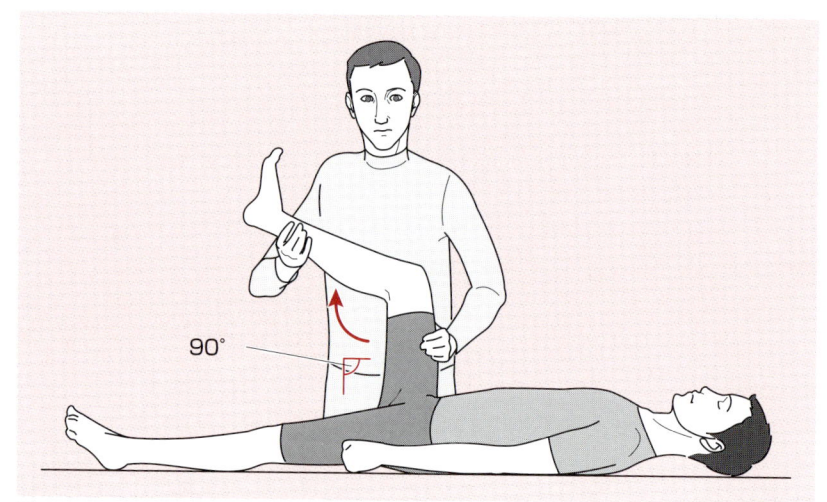　　図75：ケルニッヒ徴候の観察

5. 運動機能のスクリーニング（下肢）

　下肢のバレー徴候は腹ばいの姿勢で下腿を45度曲げて，約1分間保持して左右差を見ます（図76）．
　このとき両足を互いにつけないようにします．麻痺がごく軽い場合は麻痺側の足の揺れが大きくなるだけで下がらない場合もあります．下肢のバレー徴候でも上肢の場合と同様に，一定時間にどれだけ麻痺側の足が下がったかを経時的に記録しておくとよいでしょう（例：30秒で10cm）．

6. 感覚機能のスクリーニング

　仰臥位にて上肢，下肢ともにティッシュで触覚，ピン車などの先のとがったもの（なければ爪楊枝が便利）で痛覚を，左右差がないかざっと調べます．スクリーニング的に施行するのであれば，必ずしもデルマトームに沿って行う必要はありません．ちなみに知覚異常を訴えない場合は触覚を調べるだけで十分ですが，一肢のみの（狭い範囲の）知覚異常の場合は痛覚の検査も追加します．これは1，2分節のみが障害された場合は痛覚検査の方が知覚検査より感度が高いためです[1]．

7. 深部腱反射 (コラム参照)[1, 6〜9]

　深部腱反射検査で大切なのはハンマーの使い方ですが，余分な力を入れず手首をしなやかにして，重力に任せるようなつもりで弧を描くように使います．ほかに，反射が出やすい体位をとる，正しく腱を同定する，適度な強さで叩く，の3点が大切なポイントです．
　上腕二頭筋腱は肘の屈側で肘窩の中央部にあり，そこに親指を置き，その上を叩きます．前腕の軽い屈曲が上腕二頭筋腱反射の出現です（図77）．上腕三頭筋腱は，上腕伸側の肘頭から約5cmの位置を叩きます（図78）．腕橈骨筋腱反射は手首の茎状突起周辺を叩きます（図79）．いずれの部位も左右を同じ強さで叩かなければ，正確な左右差の比較はできません．もし左右差が疑われたら，何度も施行して再現性の有無をみることが大切です．
　上腕二頭筋腱反射や腕橈骨筋腱反射の減弱は，C6の神経根障害を強く示唆します（陽性尤度比14.2）．また，上腕三頭筋の腱反射減弱は，C7かC8の神経根障害を強く示唆します（陽性尤度比28.3）[1]．

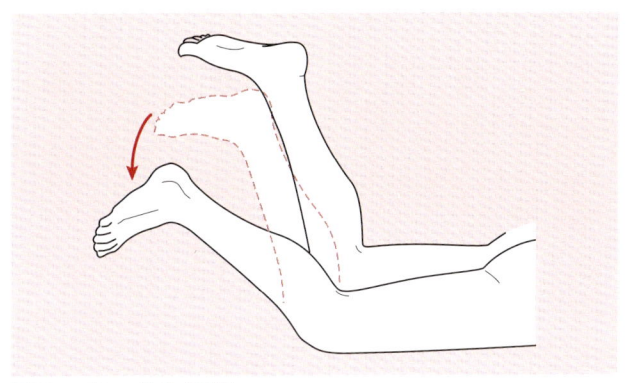

図76：バレー徴候（下肢）

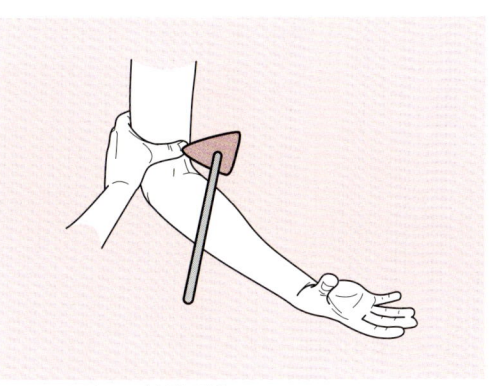

図77：上腕二頭筋腱反射

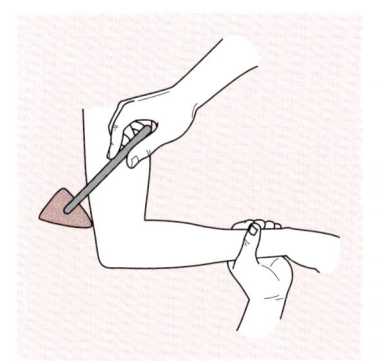

図78：上腕三頭筋腱反射

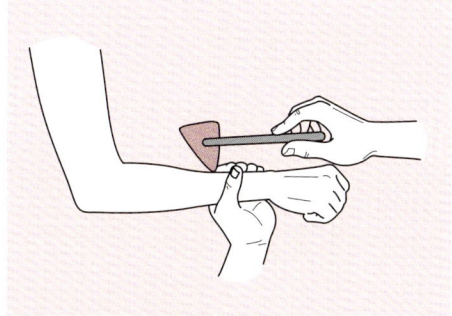

図79：腕橈骨筋腱反射

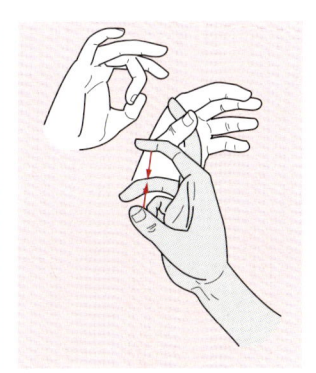

図80：トレムナー反射

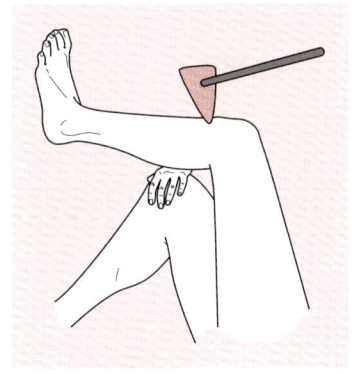

図81：膝蓋腱反射

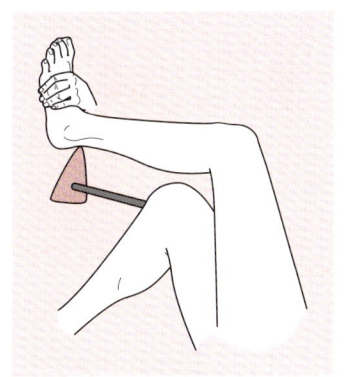

図82：アキレス腱反射

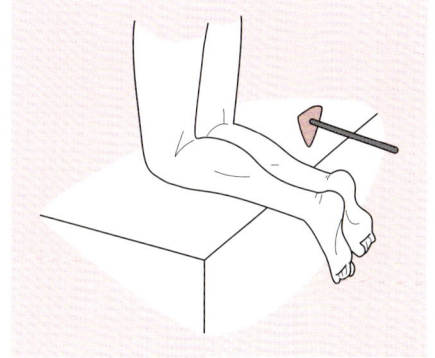

図83：アキレス腱反射を出しやすい姿勢

　上肢の特別な反射の中で出しやすく手技も簡単なものは，トレムナー Trömner 反射です．患者の第3指をやや背屈気味にしてその先端を指ではじき，第1指と第2指が向かい合うような動きが出ればトレムナー反射陽性です．正常でも陽性となる場合があります（ある報告によると健康な大学生の3％で検出）ので左右差があり，かつコラムのような条件がそろった場合のみ，異常であると考えます（図80）[1]．

　膝蓋腱反射は膝の上に手を置き，その上に対側の下腿を乗せると，膝関節が適度に伸展され反射が出やすくなります（図81）．アキレス腱反射は足関節を少し背屈させて反射をみますが（図82），反射が出にくいときは，ベッドの上などに膝で立つ姿勢をとらせるとよいでしょう（図83）[10]．

　下肢の反射を増強させたいときは，両手を組み合わせて腱を叩く瞬間に力を入れて引っ張ってもらいま

図84：Jendrassik法　　　　　　図85：バビンスキー反射

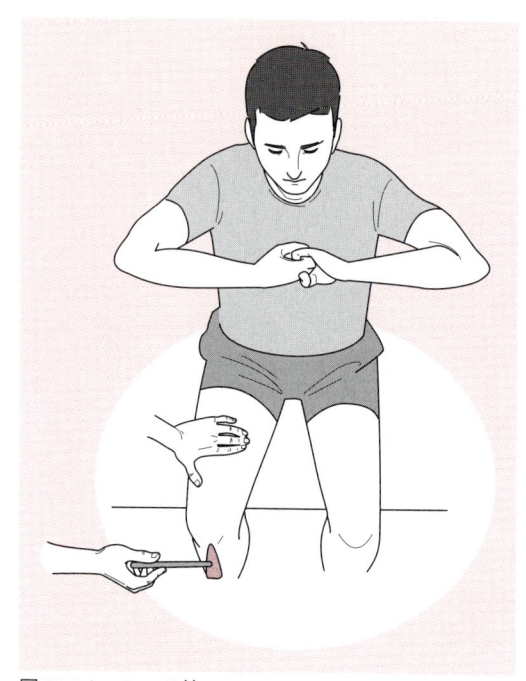

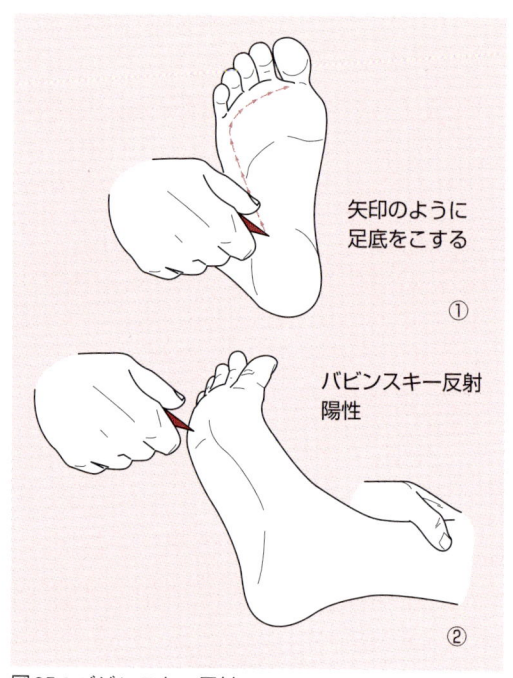

す（図84　Jendrassik法）．上肢の反射を増強させたいときは，腱を叩く瞬間に立てた膝に力を入れ押しつけあってもらいましょう．

膝蓋腱反射の非対称性の減弱はL3かL4の神経根障害を示唆します（陽性尤度比6.9）．アキレス腱反射の減弱はL5やS1の神経根障害でよくみられると一般的にいわれていますが，診断にはあまり寄与しません[1]．

下肢の病的反射ではバビンスキーBabinski反射が重要です．先が鋭利すぎず，鈍すぎない固いもの，例えば「鍵」のようなものを用いると反射が出しやすいでしょう．足底の外側縁から第1趾のつけ根まで「し」の字を描くようにこすります．正常では趾が底屈しますが，異常なときは第1趾が背屈してほかの4趾は扇状に開きます（図85）．

片麻痺がある場合の，上位ニューロン障害診断に関するバビンスキー反射出現の感度，特異度は45％，98％で陽性尤度比は19，陰性尤度比は0.6となります．バビンスキー反射が出現すれば，それだけで上位ニューロンの障害の診断はほぼ確定できますが，バビンスキー反射が出なくても上位ニューロン障害の診断を否定することはできません[1]．

8．四肢の痙直spasticityと硬直（強剛）rigidity

四肢の反射をみる前に痙直と硬直がないか確認しておきましょう．スクリーニングは上肢のみで行います．手くびと肘関節の抵抗がないか，曲げ伸ばしをして確認しましょう．通常は抵抗を感じませんが，患者が力を抜いた状態でも抵抗を感じれば痙直か硬直を疑いましょう．

Parkinson病では関節を動かすとカクン，カクンとなり歯車を回転させる感じと似た抵抗があり，歯車様硬直cogwheel rigidityといわれる所見が有名です．この硬直と運動緩徐bradykinesiaをともに認める場合はParkinson病を示唆し（陽性尤度比4.5），どちらかでも欠けばParkinson病でないことを強く示唆します（陰性尤度比0.12）[11]．

9. 高次脳機能検査

　左脳の検査は漢字で名前を書いてもらい，ひらがなをつけてもらいます．これは言語機能のスクリーニングです[12]．右脳の検査は透明なさいころの立方体の絵を模写してもらいます．これは構成失行のスクリーニングです[13]（図86）．

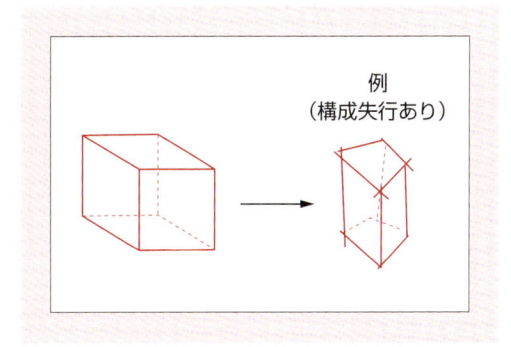

図86：立方体の絵の模写

コラム

反射所見の臨床的意義

　高齢者の6～50％はアキレス腱反射が消失しており，健常人のうちの数％に腱反射の亢進がみられるという報告もあります．このように，腱反射の減弱や亢進のみが独立して各疾患診断確定に寄与する割合は大きくありません．筋力低下や知覚異常などの神経障害を疑うような他の臨床症状を伴って，しかも左右非対称的に腱反射の所見が認められる場合に，初めて神経障害の診断に関する寄与度が大きくなります．

◆◆◆ 引用文献 ◆◆◆

1) Steven McGee：Evidence-Based Physical Diagnosis, W.B. Saunders Company, 2001
2) Gopal AK, Whitehouse JD, Simel DL et al.：Arch Intern Med 159：2681-2685, 1999
3) Levin BE：Arch Neurol 35：37-40, 1978
4) Gelb D：The detailed neurologic examination in adults. UpToDate Online 13. 2
5) 中泉博幹・他：家庭医療 6：10-15，1999
6) Bowditch MG et al.：The Journal of Bone and Joint Surgery（Br）78：276-279, 1996
7) Impallomeni M et all.：Lancet 1：670-672, 1984
8) Thijs RD et al.：J Neurol Neurosurg Psych 65：794-796, 1998
9) van Gijin J：J Neurol Neurosurg Psych 41：865-873, 1978
10) 伴信太郎監修：基本的身体診察法（全5巻），メディカル情報センター，1999
11) Rao G et al.：Does this patient have Parkinson disease？ JAMA 289（3）：347-353, 2003
12) 植村研一：頭痛・めまい・しびれの臨床-病態生理学的アプローチ．東京，医学書院，p.42-44，1987
13) 田崎義昭，斉藤佳雄：ベッドサイドの神経の見方．南山堂，p. 253-254, 1994

◆◆◆ 参考文献 ◆◆◆

1) 鈴木富雄，伴信太郎：基本的診察法〔5〕―神経・下肢の診察―，診断と治療 90（5），791-800，2002
2) Mark H Swartz：Textbook of Physical Diagnosis, W.B. Saunders Company, 1998
3) Bickley LS：Bates' Guide to Physical Examination and History Taking, Lippincott Williams & Wilkins, 2002

9 上肢の診察

上肢の診察 ─ Essential Minimum ─

1. 上肢前方90度挙上
   - ☐ 振戦
   - ☐ 上肢バレー徴候（閉眼で）
   - ☐ 手指・手掌・（以下は上肢前方挙上のまま手を裏返して診察）手背・爪の諸徴候
2. 関節（肩・肘・手）
   - ☐ ROM
   - ☐ 変形
   - ☐ 炎症徴候（発赤・腫脹・熱感・圧痛）
3. リンパ節
   - ☐ 腋窩リンパ節
   - ☐ 肘関節滑車上部リンパ節

1. 上肢前方90度挙上

　肘を伸展させ上肢をまっすぐ前に伸ばして，手の平を上に向けさせます．この姿位でみられる振戦は，指を開いたほうが観察しやすいでしょう．さらに，手掌に紙をのせるとその紙が振動することにより，振戦がより観察しやすくなります．このような振戦は甲状腺機能亢進症，不安の強い人，老人性振戦，本態性振戦などでみられます．

　上肢のバレー徴候は第8章の「神経の診察」でもふれましたが，比較的感度の高い検査ですのでルーチンで行うとよいでしょう．筋力低下ないし麻痺がある場合には，異常がある側の上肢が回内しながら降下します（図70b）．ごく軽い麻痺の場合，降下はしませんが回内のみすることがあります．

　手のひらを上に向けたままで，皮膚も観察しましょう．小指球と母指球を中心に手掌紅斑といわれる発赤を認めることがあります．とくに黄疸のある患者で手掌紅斑を認めた場合は，肝機能障害による黄疸であることを強く示唆します（陽性尤度比9.8）[1]．

　上肢前方挙上のまま手を裏返し，爪の観察をします．匙状爪，爪甲剥離や線状出血など爪には全身疾患を示唆するさまざまな所見がありますが，詳細は成書に譲り太鼓ばち指についてふれます．太鼓ばち指の定義や測定法はさまざまで定まっていません．太鼓ばち指の患者を対象としたある研究では，その80％が呼吸器系の基礎疾患，10～15％がその他の疾患（先天性チアノーゼ型の心疾患，肝硬変，慢性下痢，亜急性心内膜炎）を有し，5～10％は先天性あるいは原因不明でした[1]．

　ほかには指間の白癬や手背の皮下出血なども観察しておきましょう．

2. 関節（肩・肘・手）

　それぞれの関節可動域に関しては，検者のものと比較するのが一番確実です．

　ここで詳しくは述べませんが皮膚の異常所見を正確に観察し，記載，提示できることは非常に大切です．「湿疹がある」とだけ評価するのではなく，皮膚の変化を正しく表す表現法（丘疹，紅斑など）を用いるように努めるべきです．

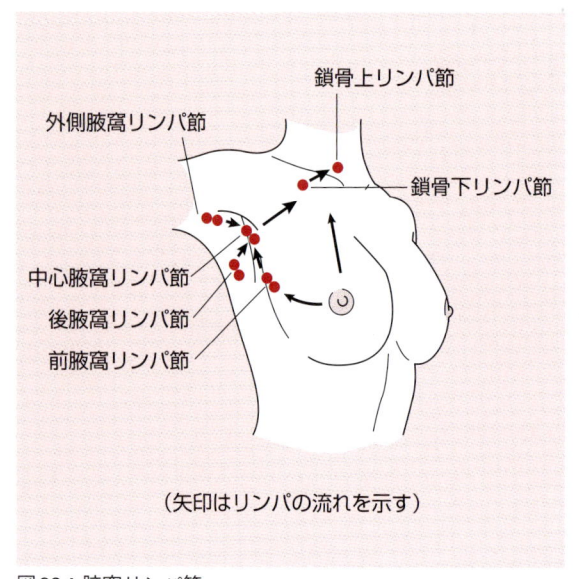

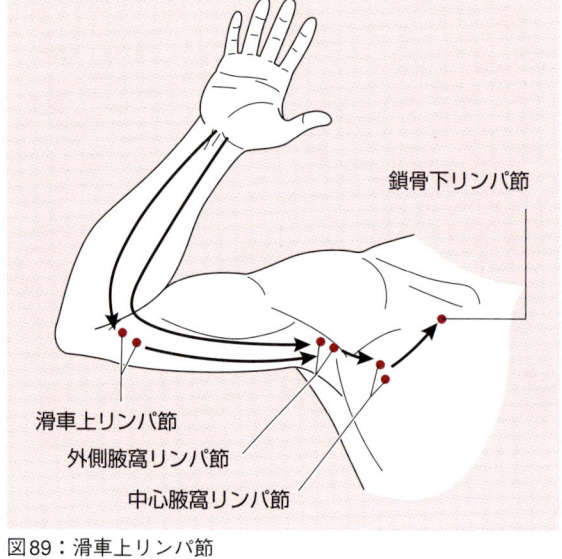

図88：腋窩リンパ節

図89：滑車上リンパ節

3. リンパ節

上肢でとくに覚えてほしいリンパ節が2つあります．

まず腋窩リンパ節ですが構造がやや複雑です（図88）．前腋窩リンパ節は大胸筋の影に隠れており，第6章でも述べましたが乳癌の触診の際に大きな意味を持ってきます．後腋窩リンパ節は腋下後方のリンパ節です．外側腋窩リンパ節と合わせて，この3つのリンパ流は腋窩の一番奥深くの中心腋窩リンパ節に流れ込んでいます．そこからさらに鎖骨下，鎖骨上リンパ節に流れていきます．リンパの流れを図に示します．

もう一つは肘関節滑車上リンパ節ですが，上腕二頭筋の筋腹の下に触れるもので前腕からのリンパ流が流れています（図89）．

◆◆◆ 引用文献 ◆◆◆

1) McGee S：Evidence-Based Physical Diagnosis, W.B. Saunders Company, 2001

◆◆◆ 参考文献 ◆◆◆

1) Mark H Swartz：Textbook of Physical Diagnosis, W.B. Saunders Company, 1998
2) Bickley LS：Bates' A Guide to Physical Examination and History Taking, Lippincott Williams & Wilkins, 2002
3) 鈴木富雄，伴信太郎：基本的診察法〔1〕―身体診察法概論、全身状態とバイタルサイン，上肢の診察―．診断と治療 90 (1)：129-135，2002
4) 鈴木富雄，伴信太郎：基本的診察法〔5〕―神経・下肢の診察―．診断と治療 90 (5)：791-800，2002

10

下肢の診察

> **下肢の診察 — Essential Minimum —**
>
> 1. 浮腫（10秒間押さえる）
>   - ☐ 脛骨前面
> 2. 動脈の触診
>   - ☐ 足背動脈
>   - ☐ 後脛骨動脈
>   - [☐ （足背動脈・後脛骨動脈とも触知できないとき）膝窩動脈]
> 3. 関節
>   - ☐ ROM
>   - ☐ 変形
>   - ☐ 炎症徴候（発赤・腫脹・熱感・圧痛）
> 4. リンパ節
>   - ☐ 鼠径リンパ節（横走群）
>   - ☐ 鼠径リンパ節（縦走群）

1. 浮腫[1〜3)]

下腿脛骨前面で浮腫を調べますが，第2，3，4指の3本の指で10秒間圧迫を続け，そのくぼみ具合を目で見るとともに指で触れて感じます．

足の腫脹により左右差を認めるときは，その周径を測定しましょう．深部静脈血栓症の診断で用いられるWells法では，測定部位を脛骨粗面より10cm遠位側としています．

ある研究によると，深部静脈血栓症を疑った患者で，ふくらはぎの周径の左右差が2cm以上あれば，深部静脈血栓症を弱く示唆します（陽性尤度比2.3）．深部静脈血栓症は身体所見からの判断が非常に困難で，足の片側性の腫脹が唯一といってよい有用な身体所見です．有名なホーマンズHomans徴候，圧痛や皮膚冷感などはいずれも感度，特異度が低く，有用な所見とはいえません．

2. 動脈の触診

下肢の循環は後脛骨動脈が触知しやすく，内果のすぐ後ろを触診します．もう一つの指標となる足背動脈は長母趾伸筋腱より外側にあり，内果と第3趾の付け根を結んだその中点あたりが最も触知しやすい部位です[4)]（図90）．しかし健常人でも足背動脈は3〜14%の患者で触れず，後脛骨動脈も0〜10%の患者で触れません[1)]．しかし，健常人で両方とも触れない場合は0〜2%にすぎませんので，間欠的跛行などの足の症状を有するときに，両方の動脈が触れないことは末梢血管障害があることを強く示唆しています（陽性尤度比14.9）．また足の症状を有する末梢血管障害の患者を対象としたある研究では，患者の20〜30%で足背動脈を触知していますが，連続歩行やつま先立ちなどの負荷と組み合わせると，その多くで足背動脈は触知されなくなり，陰性尤度比は0.2まで低下します．運動負荷後も足背動脈を触知すれば，末梢血管障害がないことを示唆します．

足の症状を有する患者で下肢の末梢血管障害を示唆する所見としてほかにあげられるのは，下肢（大腿動脈，腸骨動脈または膝窩動脈部）における血管雑音（陽性尤度比7.3），足のびらんや潰瘍（陽性尤度比7.0），大腿動脈が触知できないこと（陽性尤度比6.1）と左右の足の非対称的な皮膚温低下（陽性尤度比6.1）です[5〜8)]．一方で，足の色の変化（蒼白，赤色など）は末梢血管障害を示唆しません（陽性尤度比2.8）．

無症候の患者では，大腿動脈における血管雑音（陽性尤度比4.8）が下肢の末梢血管障害を示唆する所見です．

図90：足背静脈の触れ方

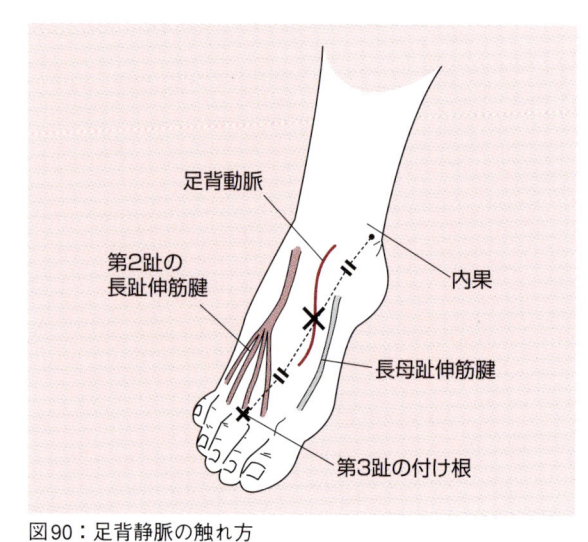

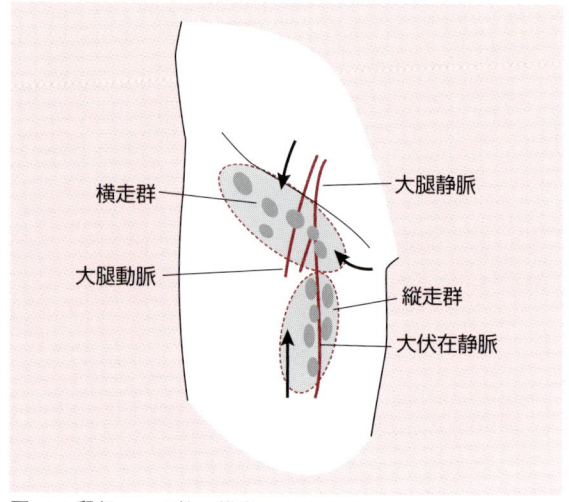

図91：鼠径リンパ節の横走群と縦走群

3. 関節

　関節の変形，炎症，可動域を調べるときには，高齢者の場合は下肢の関節炎を患っている場合が多いので他動的に動かすときは注意が必要です．

　皮膚は皮疹の存在に注意して観察します．皮疹の中でもとくに趾の間と爪の白癬に注意しましょう．

4. リンパ節

　鼠径リンパ節は鼠径靱帯に沿って分布する横走群と靱帯やや下方に縦走する縦走群との2群を触診します．陰部からのリンパの流れは横走群に至りますが，足部からの流れは縦走群に至ります（図91）．

◆◆◆ 引用文献 ◆◆◆

1) McGee S：Evidence-Based Physical Diagnosis, W.B. Saunders Company, 2001
2) Stein PD et al.：Chest 107：936-939, 1995
3) Criado E, Burnham CB：Surgery 122：578-583, 1997
4) 伴信太郎：外来診療のポイント：身体診察（4）足背動脈の触診．Medical Practice10（5）：1003，1993
5) Stoffers HEJH et al.：Med Decis Making 17：61-70, 1997
6) Christensen JH et al.：J Intern Med 226：95-99, 1989
7) Khan NA et al.：JAMA 295：536-546, 2006
8) Boyko EJ et al.：J Clin Epidemiol 50：659-668, 1997

◆◆◆ 参考文献 ◆◆◆

1) Mark H Swartz：Textbook of Physical Diagnosis, W.B. Saunders Company, 1998
2) Bickley LS：Bates'A Guide to Physical Examination and History Taking, Lippincott Williams & Wilkins, 2002
3) 鈴木富雄，伴信太郎：基本的診察法〔1〕―身体診察法概論，全身状態とバイタルサイン，上肢の診察―．診断と治療 90(1)：129-135, 2002
4) 鈴木富雄，伴信太郎：基本的診察法〔5〕―神経・下肢の診察―．診断と治療 90(5)：791-800, 2002

索引

欧文索引

Babinski reflex　56
BMI　5, 6
Body mass index　5
CentorのClinical Prediction Rule　16
Centorのcriteria　17
crackles　34
CVA tenderness　35
diadochokinesis　55, 63
dull　2
egophony　36
EOM　13, 55
extraocular movements　13, 55
finger-nose-finger test　55, 63
flat　2
General appearance　6
κ値　6, 8
Korotkoff音　10
Levineの強度分類　29
Mammacare method　40
neck flexion test　55, 63
point tenderness　45, 52
rebound tenderness　45, 51
resonant　2
Romberg test　55
rule in　36
rule out　36
shifting dullness　45, 52
Sims位　53
Traubeの三角　45, 49
tympanitic　2
wheezes　35

和文索引

あ 行

アキレス腱反射　56
1音　26
陰性尤度比　21
うっ血乳頭　57
運動緩徐　66
腋窩リンパ節　42

か 行

下顎呼吸　8
踵おろし衝撃試験　53
核間性眼筋麻痺　58
眼瞼結膜　14
機能性の収縮期雑音　28
奇脈　10
急速回内回外運動　63
痙直　66
頸動脈　21
頸動脈波　24
頸部リンパ節　18
血圧　5, 9, 11
ケルニッヒ徴候試験　63
後脛骨動脈　71
甲状腺　13, 19
硬直　66
鼓音　2
呼吸　5, 8

さ 行

3音　27
4音　27, 28
歯式　17

耳朶襞　14, 15
膝蓋腱反射　56
触診　3
心雑音　28
振水音　45, 48
心尖拍動　3, 23, 27
深部腱反射検査　64
清音　2
声音振盪　31, 36
絶対的濁音　2
蠕動音　47
喘鳴　35
鼠径リンパ節　72

た 行

体温　6, 11
対光反射　55, 56
対坐視野　56
濁音　2
打診　2
打診濁音　33
樽状胸郭　32
チェーン・ストークス呼吸　8
聴診　2
聴診間隙　5, 10
聴力　15
瞳孔回避則　58
トレムナー反射　65

な 行

内頸静脈波　24
2音　26

は行

バイタルサイン　5, 7
歯車様硬直　66
波動　53
バビンスキー反射　66
バルサルバ手技　28
バレー徴候　55, 62, 64, 69
反動痛　45, 51
副鼻腔　13, 16
腹部頸部静脈逆流テスト　24
浮腫　71
ブルジンスキー徴候　63
ベル型　2

ま行

膜型　2
慢性閉塞性肺疾患　32
脈圧　10
脈拍　5, 7
網膜静脈拍動　57

や行

ヤギ声　36
指鼻指試験　63
陽性尤度比　20

ら行

肋骨脊柱角　35
ロンベルグ試験　63

わ行

腕橈骨筋反射　56

検印省略

| エビデンス身体診察 | 定価（本体2,500円＋税） |

2007年3月28日　　　　第1版第1刷発行
2007年4月25日　　　　同　　第2刷発行

監修者　　伴　信太郎
著　者　　宮　崎　景
発行者　　浅　井　宏　祐
発行所　　株式会社 文光堂
　　　　　〒113-0033　東京都文京区本郷7-2-7
　　　　　電話　東京(03)3813-5478(営業)
　　　　　　　　東京(03)3813-9591(編集)

© 伴信太郎, 2007　　　　　　　　　印刷：真興社
乱丁・落丁の際はお取り替えいたします．
Printed in Japan

ISBN978-4-8306-1009-7

・本書の複製権・上映権・譲渡権・公衆送信権（送信可能化権を含む）は株式会社文光堂が保有しています．
・JCLS〈㈳日本著作出版権管理システム委託出版物〉
本書の無断複写は著作権法上での例外を除き禁じられています．複写される場合は，そのつど事前に㈳日本著作出版権管理システム（電話03-3817-5670，FAX03-3815-8199，e-mail：info@jcls.co.jp）の許諾を得てください．